《新型冠状病毒肺炎恢复期中西医结合康复指南》

（第一版）解读

主编◎夏文广　陶静

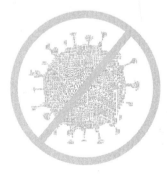

全国百佳图书出版单位

中国中医药出版社

·北京·

图书在版编目(CIP)数据

《新型冠状病毒肺炎恢复期中西医结合康复指南》(第一版)解读 / 夏文广,陶静主编 . —北京:中国中医药出版社,2021.1
ISBN 978 – 7 – 5132 – 6312 – 2

Ⅰ.①新… Ⅱ.①夏… 陶… Ⅲ.①日冕形病毒—病毒病—肺炎—中西医结合—康复医学 Ⅳ.① R563.109

中国版本图书馆 CIP 数据核字(2020)第 122488 号

中国中医药出版社出版

北京经济技术开发区科创十三街 31 号院二区 8 号楼
邮政编码　100176
传真　010-64405721
三河市同力彩印有限公司印刷
各地新华书店经销

开本 787×1092　1/16　印张 10.25　字数 129 千字
2021 年 1 月第 1 版　2021 年 1 月第 1 次印刷
书号　ISBN 978 – 7 – 5132 – 6312 – 2

定价　49.00 元
网址　www.cptcm.com

社 长 热 线　010-64405720
购 书 热 线　010-89535836
维 权 打 假　010-64405753

微信服务号　zgzyycbs
微商城网址　https://kdt.im/LIdUGr
官 方 微 博　http://e.weibo.com/cptcm
天猫旗舰店网址　https://zgzyycbs.tmall.com

如有印装质量问题请与本社出版部联系(010-64405510)

编委会

主　审　张伯礼　陈立典

主　编　夏文广（湖北省中西医结合医院）

　　　　陶　静（福建中医药大学）

执　笔　（按姓氏笔画排序）

　　　　王　刚（华中科技大学附属协和医院）

　　　　王　娟（湖北省中西医结合康复临床研究中心）

　　　　田　峻（武汉大学中南医院）

　　　　冯晓东（河南中医药大学）

　　　　朱珊珊（武汉大学人民医院）

　　　　华　强（湖北中医药大学附属新华医院）

　　　　许　菁（湖北省中西医结合医院）

　　　　李　婧（湖北省中西医结合康复临床研究中心）

　　　　吴　晶（湖北省中西医结合医院）

　　　　张　伟（湖北中医药大学附属新华医院）

　　　　张　璇（湖北省中西医结合康复临床研究中心）

　　　　张阳普（湖北中医药大学附属新华医院）

　　　　陈　琴（湖北中医药大学附属新华医院）

　　　　郑婵娟（湖北省中西医结合医院）

　　　　赵　焰（湖北省中医院）

　　　　种玉飞（湖北省中西医结合医院）

　　　　唐　强（黑龙江中医药大学）

序

　　随着我国抗击新型冠状病毒肺炎（COVID-19）的战役进入新的阶段，开展新型冠状病毒肺炎患者的康复治疗工作已刻不容缓，为更好构建 COVID-19 预防 – 治疗 – 康复一体化的诊疗模式，严格按照习近平总书记关于"遵循中医药发展规律，传承精华，守正创新""中西并重"等指示精神，我们联合相关专家共同起草了《新型冠状病毒肺炎恢复期中西医结合康复指南》（以下简称指南），并进行了多次修订，因篇幅所限，内容相对比较精炼，本书则在指南的基础上，对其进行了充分的解读和延伸，希望能有助于抗疫工作的开展，为世界防控新冠肺炎贡献我国中西医康复工作者的责任和担当。

　　实践证明，中医对新冠肺炎恢复期病因病机的认识和治则结合现代医学对新冠肺炎病因病理及变化规律的认识，中西医优势互补，协同发力，能够取得良好的临床效果。新冠肺炎恢复期是康复治疗防复发、防转变的最佳时期，充分发挥中医药"既病防变，瘥后防复"的特色优势，将有利于改善新冠肺炎患者的功能障碍，消除后遗症，促进患者心肺功能、体能和心理的全面恢复，从而减轻家庭和社会的负担，有益于社会的和谐和进步。

　　本书主要由湖北省中西医结合医院、福建中医药大学、华中科技大学附属协和医院、武汉大学人民医院、武汉大学中南医院、湖北省中医院、河南中医药大学、黑龙江中医药大学等相关专家共同编写而成，包括九章十九节，按照指南的顺序，详细阐述了新冠肺炎可能存在的功能障碍、康复评估、工作流程、中医药治疗、中西医康复治疗技术、膳食指导及情志调理等，是一本集中西医康复之精华的新冠肺炎恢复期康复规范读本，具有较强的实用性和操作性，能够为从事新冠肺炎康复治疗的医务工作者提供指导和帮助。

　　"守正创新，走向国际"是中医药打破壁垒，走向世界，造福人类的唯一途径，我们既需要坚持传承精华，又需要与时俱进，吸收先进的科学技术，创新才能发展。

中国工程院　院士
中国中医科学院　名誉院长
天津中医药大学　校长
2020 年 9 月

目 录

第一章
新冠肺炎恢复期康复概述

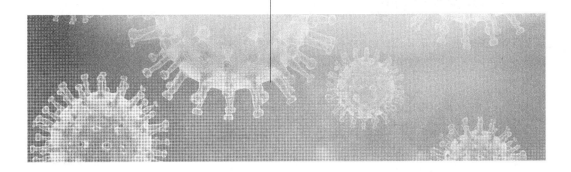

第一节　康复目标、对象和场所

一、康复的目标

对于新冠肺炎出院患者，康复的目标主要是改善呼吸困难症状和功能障碍，减少并发症，缓解焦虑抑郁情绪，降低致残率，最大程度恢复日常生活活动能力，提高生活质量。

目前我国新冠肺炎疫情已得到有效控制，大部分患者已经出院。新冠肺炎患者治疗的重点已从临床治疗转向功能康复。

部分新冠肺炎患者虽然符合解除隔离及出院标准，但仍然存在乏力、纳差、情绪异常等表现和不同程度的肺功能损害、间质性肺炎，甚至肺纤维化。重症患者肺部组织无法完全修复，存在不同程度的呼吸功能、躯体功能、心理及社会功能障碍。对新冠肺炎应该从预防—临床—康复三个环节进行全面认识。康复诊疗的目的并不是简单的临床治愈，而是最大限度地改善和提高患者的整体功能。积极恰当的康复干预，将有利于促进患者心肺功能和体能的全面恢复，减轻焦虑等不良情绪，消除疾病的后遗症。对于重症新冠肺炎患者来说，最终的康复是一个长期的过程。

对于恢复期的新冠肺炎患者，康复医学诊疗的目标主要是改善呼吸困难症状和功能障碍，减少并发症，缓解焦虑抑郁情绪，降低致残率，最大程度恢复日常生活活动能力，提高生活质量。

中医自古有"未病先防、既病防变、愈后防复"的治未病思想和诊疗手段，对于新冠肺炎恢复期患者给予恰当的中西医结合康复治疗，可以促进患者的恢复，提高其生活质量，截断复发源头。

二、康复的对象和场所

对象

符合《关于印发新型冠状病毒感染的肺炎诊疗方案（试行第七版）的通知》确诊病例的诊断标准，经治愈出院的新冠肺炎患者：存在呼吸功能、躯体功能、心理及社会功能障碍，且无康复治疗相关禁忌证。

确诊后的新冠肺炎患者经积极治疗后体温恢复正常 3 天以上；呼吸道症状明显好转；肺部影像学显示急性渗出性病变明显改善；连续两次痰、鼻咽拭子等呼吸道标本核酸检测阴性（采样时间至少间隔 24 小时）即达到出院标准可出院。

轻型及普通型出院患者，多数肺功能损害轻微或无持续残留的肺功能问题，且住院时间较短，产生功能障碍的可能性较小，但疾病对患者造成心理上的不良影响可能在较长的时间内存在，需要及时给予心理康复进行干预。

对重型及危重型出院患者，需要对存在的肺功能损害情况进行全面、科学和有针对性的评估。如患者存在呼吸功能、躯体功能、心理及社会功能障碍，应根据评估的结果制订长期的循序渐进的包括运动、心理、营养等多方面的综合的个性化康复方案。

在对患者进行康复治疗前必须排除康复治疗的禁忌证，保证康复治疗的安全性。

场所

  指定的出院后患者康复医疗机构、隔离场所、社区、家庭。

轻型和普通型患者出院后康复目标以恢复体能和心理调整为主，方式主要以在康复专业人员指导下的居家康复为主，场所可选择在隔离场所、社区、家庭进行；康复治疗的具体内容以循序渐进的有氧运动为主，可选择患者以往偏好的运动形式或尊重患者意愿和现实条件选择合适的运动形式。注意运动处方的科学性、可执行性，逐步使患者恢复至发病前的活动水平，以便患者早日回归社会。

重型和危重型患者经积极治疗后症状缓解，但仍可能存在呼吸功能、躯体功能及社会、心理功能障碍，必须在专业的康复医疗机构内进行康复治疗。通过专业、全面、科学和有针对性的康复评估，制订综合的个性化康复方案进行康复治疗，促进患者功能障碍的进一步改善，提高患者的生活质量。

第二节　康复诊疗工作原则

康复诊疗工作须严格按照国家卫生健康委员会关于《医疗机构内新型冠状病毒感染预防与控制技术指南（第一版）》《新型冠状病毒感染的肺炎防护中常见医用防护使用范围指引（试行）》《新型冠状病毒感染的肺炎防控方案》等文件要求做好各种防护。

新冠肺炎是由新型冠状病毒引起的急性传染性疾病，主要通过呼吸道飞沫传播，亦可通过接触传播。临床症状以发热、干咳、乏力为主，逐渐出现呼吸困难，严重者可发展为急性呼吸窘迫综合征。2020 年 1 月 20 日，国家卫健委发布 2020 年 1 号公告，将新冠肺炎纳入《中华人民共和国传染病防治法》规定的乙类传染病，并采取甲类传染病的预防和控制措施。

康复诊疗过程中需做好医务人员及患者的各项防护，注意严格执行手卫生，预防感染传播。对医务人员体温及其他相关症状进行监测，做好登记。有接触患者的血液、体液、分泌物、排泄物、呕吐物及污染物品可能时需戴清洁手套，脱手套后注意洗手。戴医用防护口罩、护目镜、穿防渗隔离衣等防止患者血液、体液、分泌物等喷溅。康复过程中患者需戴医用口罩，接受体温监测，以主动康复为主，利用物理因子、智能化设备训练，减少"一对一"的肢体接触。安排治疗时避免聚集。注意对患者接触物品及环境及时消杀处理。

> 重视患者康复评估，制订具有针对性的个体化的中西医结合康复方案，确保患者最大获益。

康复评估是康复治疗的前提，新冠肺炎出院患者的康复评估必须明确呼吸功能、躯体功能、日常生活功能及社会参与方面的障碍类型及严重程度，并为康复方案提供治疗框架。评估项目应针对患者存在的功能障碍进行。

对患者的生命体征、呼吸系统体征、呼吸模式、呼吸肌力量、有氧活动能力、四肢肌力、关节活动度、肢体围度、营养状态、心理状态等方面进行详细的检查评估。通过问卷量表评估患者的呼吸系统症状、肌肉骨骼症状、疼痛评分、平衡功能、运动功能、生活质量、营养状态及心理状况。完善胸部影像学、肺功能以及血液生化等辅助检查，并根据实际条件以及功能障碍类型安排膈肌超声、心肺运动功能测试、骨密度、核磁等辅助检查项目。

根据患者病情、心肺功能和体能评估结果，通过体位管理、呼吸模式训练、徒手治疗、呼吸操改善呼吸功能。通过穴位按摩、艾灸、隔物灸贴等中医治疗调畅气机，修复脏腑功能。通过太极拳、八段锦、五禽戏等传统锻炼，动静结合，提高患者体能。借助功能性踏车和四肢联动设备改善关节活动，提高耐力。借助电动起立床帮助患者站立、低／中频电刺激预防四肢肌肉萎缩。开展主动性肢体活动，如医疗体操、减重下的行走训练、平地行走等，促进身体机能逐渐恢复。给予针对性的心理咨询，缓解患者的恐惧感，帮助患者学会自我放松，勇敢地战胜病魔。

　　重视康复科普宣教、心理咨询，可采取视频、微信、宣传手册等各种方式进行远程康复指导。

　　针对新冠肺炎患者的心理状态、心肺功能、体能等各方面情况，因人而异、分类指导，给予适当、可行的康复干预。可通过微信、视频、科普宣传等各种方式，给予患者和家属针对性的心理咨询，通过适当的音乐干预、放松冥想，缓解患者及其家属对疾病的恐惧感，学会自我放松，使其能勇敢地面对现实中遇到的困难，指导患者掌握正确的呼吸方法，采取多种呼吸功能训练的方法，最大限度地提高呼吸功能，安全有效地改善心肺功能；根据患者的病情变化及时进行康复治疗调整，逐步稳妥地提高体能。

第二章
新冠肺炎恢复期
康复诊疗流程

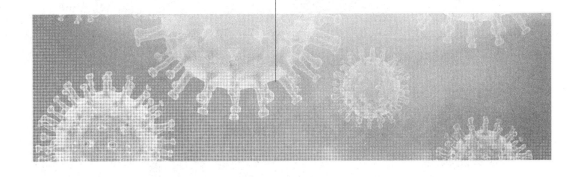

新冠肺炎恢复期患者根据功能障碍的严重程度不同，其康复方式包括住院康复、门诊康复及居家康复三种类型，指南针对不同的类型制订了不同的康复诊疗流程，以便更好地开展中西医结合康复诊疗实践。

第一节　康复诊疗单元模式

新冠肺炎住院康复流程：

（1）康复医生接诊（会诊）并评估病情；治疗师接诊评估患者功能状态。

（2）康复小组讨论、制订康复处方并执行。

（3）治疗后反馈。

（4）康复小组再讨论（1周后），调整临床康复治疗。

（5）出院前评估（2～3周后）。

（6）居家康复远程指导。

一、新冠肺炎康复单元的概念

针对新冠肺炎康复住院患者，可以采用新型冠状病毒肺炎康复单元

（COVID-19 rehabilitation unit，CRN）的模式开展诊疗活动。CRN 是指采用多学科团队合作的方式进行康复诊疗活动的一种工作模式，由康复医师、内科医师、传统康复医师、康复专科护士、物理治疗师、肺康复治疗师、作业治疗师、心理专家和社会工作者等组成的一个有机的整体，为患者提供中西医结合的药物治疗、体位疗法、呼吸训练、运动训练、徒手治疗、医疗体操、物理因子治疗、传统康复、心理康复及健康宣教等，以促进肺部炎症吸收，提高呼吸肌肌力，改善呼吸功能，增强运动耐力及体力，缓解焦虑及抑郁情绪，提高日常生活能力，帮助患者重返家庭及社会，提高生活质量。CRN 以改善功能障碍和提高健康水平为目的，强调以病人的功能障碍和健康需求为中心，通过团队合作，实现 1+1 大于 2 的治疗效果，实现从生物模式向生物–心理–社会–健康模式的转变，为新冠肺炎的治疗画上圆满句号。WHO 提出在疾病的结局中，除了治愈和死亡两种临床结局指标外，还包括第三临床结局指标——功能（functioning），因此，对于恢复期新冠肺炎患者，CRN 的出现体现了对新冠肺炎患者的人文关怀，强调了康复的价值和意义，把患者的功能预后和患者及家人的满意度作为重要的临床目标，体现了多学科综合治疗（multi-disciplinary team，MDT）的团队工作模式。

二、新冠肺炎康复单元的作用和意义

1.CRN 能够使新冠肺炎患者尽快在病房接受综合、系统、安全有效的康复治疗。

2.CRN 能够在隔离病房内配备更好的康复设施和康复治疗团队，为各种疑难问题的处理提供有力的保证，同时精准化的评估和 MDT 的团队工作模式，更有利于为患者提供个体化、针对性的康复方案。

3.减少各种并发症，因 CRN 的医、技、护接受过专业的培训，能够更敏锐地关注到可能出现的并发症，如：下肢深静脉血栓的形成、泌尿系感染、肌肉萎缩、骨质疏松等，并尽早给予预防及治疗，减少并发症。

4.CRN 的管理模式最终目标是改善患者的功能障碍，提高生存质量，促进社会和谐。通过针对功能障碍而展开的康复治疗一方面显著提高了临床疗效，另一方面克服了患者应激性的心理伤害和由新冠肺炎所带来的恐惧和焦虑，并且通过医、技、护的多维度与患者及家属的沟通，形成了良好的医患关系。

5.有利于开展新冠肺炎康复的临床研究，新冠肺炎作为一种突发的新增传染性疾病，在许多方面均处于空白，目前许多治疗方案的制订均来自于 SARS 期间的经验，需要开展进一步的临床研究，了解疾病的转归和远期预后，特别是康复治疗方面的结局更需要深入的研究和探索。

三、CRN 的成员组成及相关工作

1.CRN 的主要成员

康复医师、肺康复治疗师、物理治疗师、作业治疗师、传统康复医师、心理治疗师、康复专科护士。

2.CRN 的主要职责

（1）康复医师负责患者的临床诊治工作，包括接诊患者、询问病史、体格检查、评估患者的呼吸功能及其他功能障碍、制订新冠肺炎康复诊疗计划，负责日常的查房或会诊并开具医嘱和康复处理意见等，完成相关文书的撰写，每周康复评分，组织治疗师及护士进行视频下 Teamwork

讨论;

（2）心肺康复治疗师主要负责心肺功能的评估、体位管理、呼吸功能训练、气道廓清训练等并对患者进行新冠肺炎康复的健康宣教;

（3）物理治疗师主要负责有氧训练、运动处方的制订、物理因子治疗等;

（4）传统康复医师主要负责进行传统康复治疗，如针灸、推拿、穴位敷贴、各种灸法等，并指导带领患者进行传统功法治疗，如太极拳、八段锦等;

（5）心理治疗师主要对患者进行心理方面的相关测评，对有心理障碍的患者进行心理疏导和心理治疗，解除患者的焦虑、恐惧和抑郁，增强患者战胜疾病的信心;

（6）康复专科护士主要负责指导患者体位管理，与患者进行积极有效的沟通，了解患者日常情况，对患者进行新冠肺炎的健康宣教及出院后隔离及居家隔离期间宣教工作。

3.CRN 的工作内容

（1）通过对新冠肺炎患者开展的诊断、评定、临床治疗及康复的一体化管理体系和流程，患者能够系统地接受包括药物治疗在内的，针对性的个体化康复治疗，减轻肺炎相关的临床症状（咳嗽、心慌、胸闷、乏力等）;

（2）改善患者的呼吸功能，提高心肺功能，增加呼吸肌肌力;

（3）预防各种并发症（包括下肢深静脉血栓形成、压疮、骨骼肌肉功能退化等）;

（4）增强运动耐力及体力;

（5）缓解焦虑及抑郁情绪;

（6）提高患者的日常生活活动能力;

（7）逐步恢复患者重返家庭及社会的能力；

（8）减少新型冠状病毒肺炎的后遗影响，提高患者的远期生活质量等。

CRN 的组成成员除日常各自的医疗工作外，还通过 Teamwork 小组讨论的形式进行交流；以解决患者的实际问题，提高临床疗效为目的，发挥多学科合作的优点，从不同的角度对患者的诊疗方案进行多方面的建议，从而制订出有针对性的个体化诊疗方案。一般在患者入院 3 天内应进行首次 CRN 小组会议，以后每周进行 1 次，由康复医师主持，CRN 小组全体成员必须参加，一般分为初期、中期、终期 3 个阶段的康复小组会议。

（1）初期评价会议

在制订康复计划和康复治疗前进行，主要就患者目前的状态、存在的功能障碍及其功能障碍程度、康复的潜力、目前存在的主要问题、影响康复治疗的因素等进行全方位的讨论，每一个成员根据自己的角度提出治疗计划、方案及目标，最终在康复医师的综合评估和分析下，协调制订康复治疗计划、近期目标及远期目标。

（2）中期评价会议

一般在康复治疗 1 周后进行，会议就康复治疗中患者状态的变化、功能障碍的改善程度或治疗的难点、康复计划的执行情况及近期目标的完成情况进行深入的探讨，对存在的问题进行分析，调整治疗方案，制订下一步的康复计划。

（3）终期评价会议

在患者结束康复治疗，即将出院时进行，对经过 CRN 病房干预的患者康复治疗后功能障碍的恢复情况、日常生活能力水平的提高等进行总结，评定康复治疗的效果，并对患者的居家及社区康复治疗制订康复指导计划，也对患者的远期随访进行预约，观察其远期疗效。

4.CRN 病房的组织和运作

恢复期 CRN 则按照常规康复医学科工作流程开展工作，但随着本次疫情的全球蔓延，提示即使疫情结束，以后的工作中还应严格按照《医务人员手卫生规范》要求，医务人员佩戴医用防护口罩（建议每 4 小时更换一次）和一次性乳胶手套，保护自己和患者，避免交叉感染。

5. 出院计划

从 CRN 病房出院的患者其呼吸功能、心脏功能、运动功能等明显改善，达到基本生活自理，通过一段时间的居家康复，能够重返工作岗位，重返社会。CRN 工作小组共同讨论制订出院后居家康复治疗计划。

6. 出院随访

由 CRN 工作小组成员定期复诊出院患者，督导患者进行居家及社区康复治疗，帮助患者养成健康的生活方式、良好的卫生习惯，提高患者远期生活质量。

四、CRN 详细工作流程和中西医结合的工作管理模式

1.坚持中西结合，优势互补，在 CRN 病区内，实现新冠肺炎的患者全程中西医结合康复治疗；同时制订和完善 CRN 的诊疗规范，在确保安全、有效的基础上，提高临床疗效。

2.整合多学科资源建立新冠肺炎康复平台，最大化发挥多学科优势，开展新冠肺炎患者的康复。

3.强调患者出院后的居家及社区远程康复指导，将康复医疗进行了有

效的延伸，加速实现了国家将医疗卫生下沉到社区的工作理念，提高了患者及家属的社会满意度，促进了社会和谐与进步，其详细工作流程详见图 2-1。

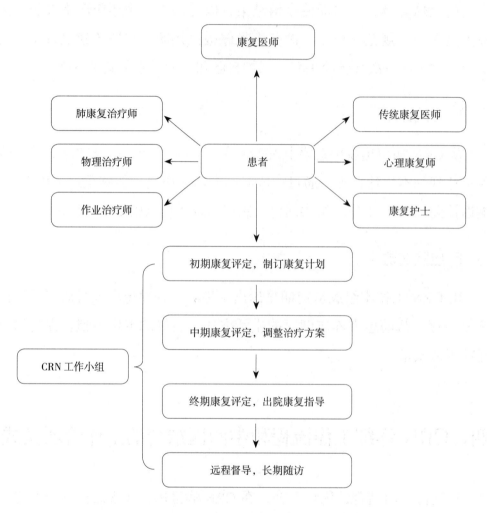

图 2-1　新型冠状病毒肺炎康复单元工作流程图

第二节　康复治疗流程

新冠肺炎恢复期患者可能存在呼吸困难、胸闷及憋喘等呼吸系统症状；可能存在心慌、多汗、纳差、腹泻等心血管、消化系统症状；也有部分患者存在因重大疫情带来的创伤性应激反应等导致的心理情感问题，如恐惧和焦虑，甚至抑郁。因此新冠肺炎恢复期患者的功能障碍主要包括呼吸功能障碍、躯体功能障碍、心理功能障碍及社会参与能力障碍等。

一、详细评估

1. 整体全面的评估

首先对患者进行整体全面的评估，包括患者的一般情况评价：生命体征、基础疾病、目前病情的严重程度、实验室检查、肺部影像学检查、肺功能检测、康复治疗的可行性、必要性及获益和风险等。

2. 功能障碍的康复评估

内容主要包括：呼吸困难评定（改良 Borg 呼吸困难指数自我评估量

表、改良医学研究学会呼吸困难量表等）、支气管分泌物清除能力的评定、呼吸肌力测定、心肺功能评定（6分钟行走距离测定、运动平板或运动试验）、汉密尔顿焦虑量表及抑郁量表等、日常生活活动能力及圣乔治医院呼吸问题调查问卷（SGRQ）等。

二、康复治疗

根据评定结果，团队共同制订出针对患者的个体化康复治疗方案。

1. 现代康复治疗

体位管理、呼吸控制技术、气道廓清技术、渐进性活动与运动、呼吸训练体操、物理因子治疗等。

2. 中医传统康复治疗

包括中医功法训练、灸法、穴位敷贴、针刺、推拿等，在缓解患者的症状、增强抵抗力、促进心肺功能及体力的恢复、缓解患者焦虑及抑郁情绪方面发挥了积极的作用，有助于患者身心健康的全面恢复，详见图2-2。

三、康复护理内容

主要包括基础护理和新冠肺炎专科疾病的康复护理，如体温、呼吸、指脉氧、心率及血压，还需要关注患者的临床症状，如咳嗽、咳痰、咽喉疼痛、呼吸困难等呼吸系统相关症状；心慌、肢体乏力、出汗、厌食、

恶心、腹泻、失眠、头昏等其他脏器相关症状以及焦虑、抑郁、应激性
淡漠等心理情感问题，及时向管床医生反映，并做好入院宣教。

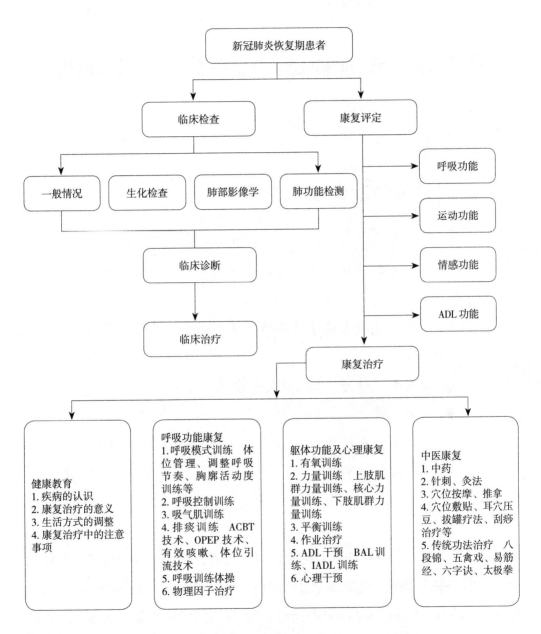

图2-2 康复工作流程

第三节 新冠肺炎门诊及居家康复流程

一、新冠肺炎门诊康复流程

对于可以在门诊进行康复治疗的新冠肺炎患者康复流程，指南进行了如下推荐：

（1）门诊康复医生接诊并评估病情；治疗师接诊，评估患者功能状态。

（2）康复小组讨论，制订康复处方并执行。

（3）患者复诊。

（4）康复小组再讨论（1～2周后），调整临床康复治疗。

（5）患者随访。

在门诊进行康复治疗的新冠肺炎恢复期患者，其治疗流程与住院康复流程的区别主要在于整个康复诊疗过程均在门诊完成，因为患者功能障碍的程度较轻或本身伴随的基础疾病相对较轻，主要由门诊医生带领的康复团队完成全部的康复评估及治疗，同样包括初期（首诊）、中期（复诊）、终期3个阶段的康复小组会议，其具体流程见图2-3，治疗方案的制订见本章第二节。

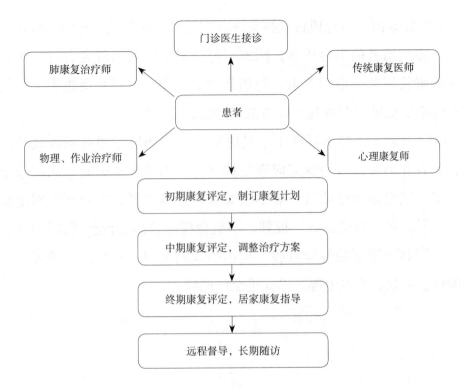

图 2-3 门诊康复流程

二、新冠肺炎居家康复流程

指南中的居家康复流程主要包括：

（1）出院前功能评估。

（2）制定居家康复处方，进行出院前健康宣教，并通过微信、视频监督指导执行。

（3）定期复诊。

（4）再评估（1～2周后），调整康复方案。

　　为更好地指导和管理新冠肺炎恢复期患者，促进其功能障碍的进一步恢复，提高患者的生存质量，国家卫健委提出了对出院患者进行跟踪随访和健康管理的一系列要求，特别强调要加强对新冠肺炎患者进行居家或社区康复指导，促进其更好地恢复健康，重返社会。

　　与门诊康复治疗不同在于，其康复治疗的场所主要在家庭及社区完成，患者在出院前或门诊完成康复评定，并由康复小组制订居家康复治疗方案，其康复治疗项目一般不需要特殊仪器设备，随着互联网信息技术的发展，可通过微信群、视频、小组会议等软件进行远程指导和监督，注重新冠肺炎康复的健康宣教，包括咳嗽的礼仪、良好的生活方式、健康的饮食习惯、手卫生等，以促进全民健康。

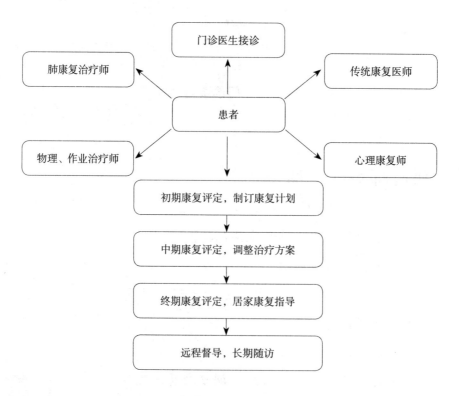

图 2-4　新冠肺炎居家康复流程图

第三章
新冠肺炎恢复期功能障碍及康复评估

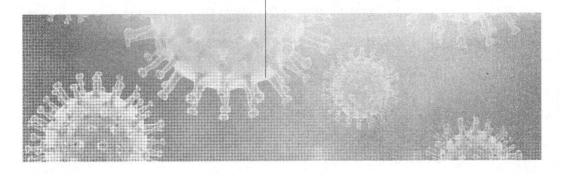

第一节　功能障碍

新冠肺炎患者在疾病的各个阶段可出现多种功能障碍，《新冠肺炎恢复期中西医结合康复指南》根据 ICF 框架，从人体结构与功能、活动和参与三个层面讨论了新冠肺炎患者的功能障碍。在面对具体患者时需要根据评估结果具体分析，在制订康复治疗方案时，需要特别注意患者在心理社会功能障碍上的个体差异。

一、呼吸功能障碍

新冠肺炎患者的呼吸功能障碍与其发病后的严重程度密切相关。根据国家卫生健康委员会《2019-nCoV 感染的肺炎诊疗方案（试行第六版）》中临床分型标准：除轻型患者临床症状轻微，影像学未见肺炎表现外，普通型、重型和危重型患者均有不同程度的呼吸功能障碍。对新冠肺炎患者发生呼吸功能障碍的病理生理机制认识决定了康复治疗的介入时机。

新冠肺炎患者的呼吸功能障碍主要表现为：呼吸困难、低氧血症、急性呼吸窘迫综合征、呼吸衰竭。功能障碍的表现与严重程度由新冠肺炎的临床分型和病理生理变化决定。

呼吸困难是新冠肺炎患者较为常见的功能障碍之一。在这里需要注意的是呼吸困难是一种主观的感觉，虽然呼吸困难有其产生机制和病理生理学基础，临床上也常将呼吸困难的症状看作疾病严重性的表现，但呼吸困难的严重程度却不一定能完全与疾病的严重程度相对应。对新冠肺炎患者呼吸困难的观察也印证了这一点：部分新冠肺炎患者的呼吸困难改善与疾病恢复的情况不成比例。少数患者在核酸检测两次阴性，指氧饱和度达到98%或以上时，仍有明显的症状。

低氧血症是呼吸系统疾病发展到呼吸功能障碍时的主要病理生理改变，也是除轻型以外的新冠肺炎患者普遍存在的功能障碍之一。随着病情进展，重型与危重型患者可存在难以纠正的低氧血症。根据目前的临床资料显示，重型患者发病至呼吸困难时间为5.0天，ARDS时间为8.0天，多数患者需要氧疗，少数患者需要有创通气，甚至需要体外膜氧合，此种情况多发生于年龄偏大（中位年龄66岁），基础疾病较多的新冠肺炎患者中。

由于目前仍缺乏针对新型冠状病毒的特效药物，急性期呼吸功能障碍的改善主要依靠对症支持治疗，康复介入需要与疾病的临床特点和防控要求密切结合。对于收入ICU的重型/危重型患者，病情监测、对症支持、保护或支持器官功能仍是临床救治的重点；在生命体征稳定后，康复医学的介入主要是通过康复医学的系统管理手段，安全有效地解决疾病导致的缺氧状态，例如：通过心理干预、疾病健康宣教、放松训练等手段减少患者因对疾病认识不足、环境或辅助呼吸设备不适应、躯体症状等产生的焦虑、失眠、烦躁等心理障碍导致的氧耗增加。随着病情的逐步恢复，对疾病监测的同时，在肺功能评估的基础上，进行针对性的肺康复训练可有效促进肺功能恢复。具体评估内容及操作要点见本章第二节康复评估。

二、躯体功能障碍

新冠肺炎患者在病程中不可避免长期卧床和缺乏运动，这是导致躯体功能障碍的主要原因。常表现为全身乏力、易疲劳、肌肉酸痛、心慌，部分伴有肌萎缩和肌力下降。同时因疾病带来的心理压力和心理创伤，也存在与心理因素密切相关的躯体症状，如失眠、乏力、心慌、胸闷、吞咽困难、尿频等。这些躯体化症状可涉及神经、循环、消化、呼吸、泌尿生殖、内分泌、运动等多个系统。

呼吸功能障碍也属于躯体功能障碍，由于它是新冠肺炎患者首当其冲的功能障碍，在解读躯体功能障碍前，已将其单独阐述，接下来的内容侧重于呼吸功能障碍以外的功能障碍。

运动是运动系统、神经系统、循环系统、呼吸系统共同参与完成的复杂生命活动，同时运动也会对消化系统、内分泌系统和泌尿系统产生不同的影响。由于新冠肺炎是呼吸系统疾病，患病后首先影响呼吸系统，其次是与呼吸系统有着密切关系的循环系统；新冠肺炎患者在病情进展的急性期被迫卧床休息，长时间卧床制动可导致制动综合征，进而影响运动系统，虽然制动综合征也会对其他系统的功能产生不利影响，但新冠肺炎患者躯体功能障碍的主要表现仍然是心肺功能下降、运动能力和耐力下降。

新冠肺炎患者在平静状态下常见心动过速，即便是普通型患者，在轻微的体力劳动时也可出现心动过速。在摄氧量一定的情况下，新冠肺炎患者的心率高于正常水平，提示每搏输出量较低，由于未经特殊训练的一般人群心输出量是相似的，心动过速反映出新冠肺炎患者存在心肺功能下降。

新冠肺炎患者的运动能力和耐力两方面均有下降。运动能力指人体在运动时所表现出来的能力，具体又可以划分为一般运动能力和竞技运动能力。前者主要是指人们在日常生活、劳动及一般运动中所表现出来的走、跑、跳、投掷、攀登、爬越等基本能力，后者则是为了完成某项竞技比赛所具备的运动能力。运动耐力是指人体长时间进行肌肉活动的能力，也称抗疲劳能力。耐力素质体现了肌肉耐力、心肺耐力和全身耐力的综合状况，它与肌肉组织的功能、心肺系统的功能以及身体其他基础系统功能的提高密切相关。

三、心理及社会功能障碍

随着医学的发展、疾病范畴的改变以及人民健康需求的提高，现代人群的健康观和医学模式发生了转变，医学模式已从生物模式转变为生物 - 心理 - 社会医学模式。这意味着医学研究的对象是患者而不是疾病。在研究新冠肺炎患者的心理及社会功能障碍时，需要更明确地认识到，新冠肺炎不仅是一种疾病，而且是一种群体灾难性事件。在探讨新冠肺炎患者的心理及社会功能障碍时，需要注意两个层面上的应激心理反应：一方面是疾病本身给患者带来的不良情绪反应，常常表现为焦虑、抑郁、恐惧等；另一方面是灾难所致的创伤后应激反应。均可引起患者的心理及社会功能障碍。

新冠肺炎患者可能出现的心理障碍包括：创伤后应激障碍、适应性障碍、居丧反应、睡眠障碍。这几种心理障碍可能单独或同时存在，在临床表现上可存在巨大差异，有时难以区分。考虑到心理功能障碍对患者的社会参与功能的影响，需要专业人员采取合适的量表对二者同时进行评估，评估的准确性会影响其后治疗方案的选择，尤其是药物干预方面。帮助患者克服心理障碍的最终目标就是帮助患者重返社会。

第二节 康复评估

一、呼吸功能评估

呼吸困难量表常用的有 Borg 量表、mMRC 量表等。

呼吸困难是新冠肺炎患者较为常见的功能障碍。临床上常将呼吸困难的症状看作是疾病严重性的表现。常用的呼吸困难量表有 Borg 量表、mMRC 量表等。

Borg 量表常用于测量活动对呼吸困难的影响，其修改版更具有可操作性，从轻到重分为 0～10 级，评价患者从休息到剧烈运动时引起呼吸困难或疲劳的程度。以气短为例，0 分：根本不存在；0.5 分：非常非常轻微，仅能观察到；1 分：非常轻微；2 分：轻微；3 分：中等；4 分：有些重；5 分：严重；6～8 分：非常严重；9 分：非常非常严重；10 分：极严重。Borg 评分能帮助病人选择感觉强度，能较好地反映治疗后的疗效比较。mMRC 量表用于评估气短对日常活动的影响，容易操作并且与患者的呼吸困难主诉具有较好的相关性。从轻到重分为 0～4 级，评价患者在行走或上楼时引起呼吸困难的严重程度。0 级：仅在费力运动时出现呼吸困难；1级：平地快步走或步行爬小坡时出现气短；2级：由于气短，平地行走时比同龄人慢或者需要停下来休息；3级：平地行走100米或行走数分钟后需停下来喘气；4级：因严重呼吸困难以致不能离家，或在穿、脱衣服时出现呼吸困难。由于mMRC量表评估的呼吸困难仅仅与特殊的活动有关，所以不能直接量化呼吸困难的水平，该量表对轻微的变化不敏感，但对临床症状的显著变化评定具有一定意义。

肺功能评定其主要测定指标为：第一秒用力呼气容积（FEV_1）、一秒率（FEV_1/FVC）、用力肺活量（FVC）、最大通气量（MVV）、深吸气量（IC）、肺总量（TLC）。

用力肺活量（FVC）是指尽力最大吸气后，以最大用力、最快速度所能呼出的全部气量。FVC是测定呼吸道有无阻力的重要指标。第一秒用力呼气容积（FEV_1）是指最大深吸气后做最大呼气，最大呼气第一秒呼出的气量的容积。临床上常以FEV_1/FVC的比值（一秒率）做判定，正常值为83%；阻塞性或混合性，FEV_1/FVC轻度降低或明显降低；限制性病变则正常或轻微升高。通常根据FEV_1/FVC、FEV_1占预计值百分比和症状对COPD的严重程度进行分级。

最大通气量（MVV）是指单位时间内最大自主努力呼吸所能达到的通气量，反映呼吸系统的整体效能。MVV与FEV_1具有较好的线性关系，可用于综合评价肺通气功能储备。深吸气量（IC）即平静呼气末用力吸气时所能吸入的最大气体量，是衡量最大通气潜力的一个重要指标。

肺总容量（TLC）是指用力做最大吸气后肺内所容纳的气体量，通常限制性病变时减少，阻塞性病变时增加。可通过气体稀释法和体积描记法测定或计算肺活量（VC）、肺总量（TLC）和深吸气量（IC）。

呼吸评定：最大吸气肌力指数（MIP）、吸气流速峰值
（PIF）、吸气体积（VC）。

最大吸气压（MIP）是评价吸气肌功能的指标，它反映的是全部吸气肌的综合吸气力量。也可作为呼吸衰竭患者是否进行机械通气以及能否脱机的一项指标。一般认为，当 MIP 小于正常预计值 30% 时，易出现呼吸衰竭。

吸气峰流速（PIF）反映吸气能力，PIF 下降多提示上气道阻塞，用力依赖性强。呼吸肌功能评价在新冠肺炎患者临床病情评估和预后判断方面也有其应用价值。

二、徒手心肺功能评估

6 分钟步行试验（6MWT）：间接反映受试者摄氧能力和机体耐力。

6 分钟步行试验（6MWT）是指受试者在指定距离的平坦硬地上往返式步行的总距离。由低到高分为 1～4 级，可反映下肢最大的运动能力，间接反映受试者摄氧能力和机体耐力。评定时在平坦的地面画出一段长 30m 的直线，两端各置一椅作为标志。患者在其间来回走动，步行速度由患者根据自己的体能决定。医护人员每分钟报时一次，并记录患者

可能发生的气促、胸痛等不适。如患者体力不够可暂时休息或终止试验。6 分钟后试验结束，由医护人员对受试者步行距离进行测量，且监测其活动后的血压、脉搏、呼吸、心率、血氧饱和度，并做 Borg 评分，评价运动后呼吸困难及疲乏程度，综合评估运动耐量。

　　　两分钟踏步测试：间接反映受试者运动耐力。

　　两分钟踏步测试是计数受试者 2 分钟内单侧膝盖能达到指定高度（通常为髌骨与髂前上棘连线中点高度）的次数，间接反映受试者运动耐力。进行两分钟踏步测试需要一面墙（用于贴高度标志物，亦可供体弱者扶墙进行测试），当场地、天气等因素影响 6MWT 进行，或患者体质虚弱无法耐受 6MWT 时，2 分钟踏步测试可以作为替代方案。需注意，有平衡障碍的受试者应该站在墙边、扶手或椅子之间，用于失去平衡时的支撑。测试完成后受试者需慢走几分钟作为放松练习；如果受试者在测试中有跺脚的动作，应提醒他们放下时轻一些，以免损伤膝关节。

三、徒手肌力评估

　　　30 秒椅子站立试验：评估下肢的功能情况，和大腿力量呈显著相关性。

　　这个试验主要是测试受试者在 30 秒内能完成的站立次数。评定时让受试者坐在高 43cm 的直背式椅子上，椅子靠墙放，背部保持直立，脚踩在地面上，手臂和手腕交叉并放在胸前；试验开始即开始计时；受试者呈一个完全的站立姿势后坐下，触摸椅子座位，然后在 30 秒内尽可能多地重复上述动作；计数受试者的站立次数，对于每一个计数的站立，受试者必须完成全部动作；在确保受试者保持良好动作时可给予鼓励。

> 30 秒手臂屈曲试验：评估上肢肌群力量。

该试验是评价上肢力量的方法，通过计数受试者在 30 秒内能够完成的手臂屈曲次数来评价其力量。具体操作如下：让受试者坐在椅子上，背要挺直，脚平放在地面上。优势手握住哑铃，肘完全伸直，手臂垂直于地面，掌心朝向身体内侧；测试者蹲于受试者优势手一侧，一只手放在受试者肱三头肌后面稳定其上臂防止肘向后移动，一只手指放在肘臂内防止手臂向前移动，同时可接触到前臂以确保完全的屈曲动作完成。受试者在 30 秒内尽可能多地完成屈曲动作；在确保受试者保持良好动作时可给予鼓励。

四、柔韧性评估

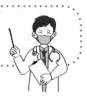

> 改良转体试验：测试躯干旋转的柔韧性。

该试验用来测试躯干旋转的柔韧性。主要操作方法：让受试者站立，肩膀垂直于墙面，受试者垂直于用胶带做的直线站立，脚尖刚刚触到直线，在受试者肩膀高度水平放一把标尺，受试者的脚尖应该与标尺的30cm位置在一条重力线上；让受试者向后旋转身体，并尽可能地沿着标尺向前伸展；通过测量受试者中指关节沿着尺子所能伸到的距离来评估其表现，这个距离是相对于标尺30cm位置的相对距离；一般进行三次试验，取最好的结果。

抓背试验：评估肩关节的柔韧性。

肩关节柔韧性测试是柔韧性测试的一种，而且与受试者的工具性日常生活活动能力关系最密切。抓背试验是以受试者两手抓背所能达到的距离来评价肩关节的柔韧性。受试者站立，后背挺直；将右手绕过右肩放在背部，掌面朝向背部。再让受试者将左手放在下背部，掌面背离背部；双手应该尽可能地沿着脊柱向两个方向伸展，并试图使双手的手指能够接触或者超过彼此；这个动作必须保持2秒以上才算一次有意义的伸展。换左侧并交换手的位置重复上述试验。用标尺记录下两中指指尖之间的距离，如果双手的手指不能接触记作负数，当手指超过了彼此记作正数；取两次测试的最好成绩。

座椅前伸试验：评估双下肢和下背部的柔韧性。

该试验对标准的座椅前伸试验做了精确、可靠的修改，对于评估双下肢和下背部柔韧性是一种安全且能让受试者普遍接受的方法。受试者需坐在一个靠背笔直且座椅高度约43cm的椅子上完成试验。将一把至少 45.7cm 的标尺放在受试者中指与大脚趾的直线上，受试者向前向下弯曲身体；弯曲左腿并将左脚平放在地面上，右腿完全伸直以使膝盖伸直，脚后跟着地，踝关节弯曲成 90°；两手臂伸直，优势手在上，手指向前向下伸直，沿着尺子向下滑动双手，尽可能抬头挺胸；在试验过程中要保持呼吸顺畅，缓慢地移动手指，保持膝盖伸直；手指前伸达到最大至少要保持 2 秒以上才算一次有意义的前伸。记录中指到脚尖的距离。如果前伸不能通过脚尖，得到的距离记作负数；如果能够通过脚尖，得到的距离记作正数，两次测量取最好的成绩。

五、平衡评估

单腿直立平衡试验：评估姿势稳定性。

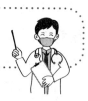

　　该试验既是测试姿势稳定性的一种方法，又是临床上预防跌倒的一种训练方法。分为睁眼和闭眼两种方式，其中闭眼法明显难于睁眼法。评估时让受试者在距离墙面三步（1m）的位置站立，双脚并拢，双臂自然下垂于身体两侧；让受试者一只腿屈膝，使脚抬离地面 15 ～ 20cm，双腿略分开，不能相碰，并保持双手自然下垂于身体两侧。当完成这个单腿站立动作后立即用秒表开始计时；受试者应该在尽可能长的时间内单腿站立，眼睛注视参考标识，并保持站立的下肢与地面垂直，双臂下垂于身体两侧，抬起的脚保持在一个位置；当受试者双臂偏离身体两侧，或站立的下肢偏离原来的位置，或抬起的下肢接触到地面时应立即停止试验；如果受试者单腿直立时间超过 60 秒，可以认为其平衡功能较好，则

让受试者在闭眼的情况下重复试验。

功能性前伸试验：评估老年人群的平衡能力。

功能性前伸试验用于评估老年人群的平衡能力。当受试者保持一个稳定的能够支撑身体的姿势时，手臂尽量前伸所能达到的距离作为测量值。试验方法：受试者脱去鞋子和袜子，放松站立，右肩垂直于墙面；在其右肩峰的水平线上将标尺平行于地面粘在墙面上；其中一个测试者站在受试者前面易于读到刻度的位置，另一个测试者站在后面以观察受试者的脚后跟是否离开地面，让受试者的指关节沿着标尺向前移动；将右上肢水平前伸（与肩关节的角度接近90°），右手握拳，使中指关节朝前，以便测量原始测量值；让受试者在保持平衡的前提下身体尽可能地前倾；若其双脚抬离地面则立即停止试验；功能性前伸试验的结果是所能达到的最大距离减去原始测量值；需进行两次试验，取最好的成绩。

六、心理功能评估

贝克抑郁自评量表（BDI）：评估患者抑郁心境的严重程度。

贝克抑郁自评量表（BDI）是专门测评抑郁程度的一种量表。整个量表包括21组项目，每组有4句陈述，每句之前标有等级分。可根据

一周来的感觉，把最适合自己情况的一句话前面的数字圈出来。全部 21
组都做完后，将各组的圈定分数相加，得到总分。根据得分，判断抑郁
程度。

广泛焦虑量表（GAD-7）：评估患者焦虑心境的严重
程度。

广泛焦虑量表（GAD-7）主要用于评估患者焦虑症状的严重程度。
GAD-7 为 4 级评分的 7 个项目自评量表，采用 0～3 级评分：0 分表示
完全不会，3 分表示几乎每天都会；总分最低 0 分，最高 21 分。根据得
分将患者的焦虑程度分为轻度焦虑、中度焦虑及重度焦虑，具体评定标
准：6～9 分为轻度焦虑，10～14 分为中度焦虑，15～21 分为重度焦虑。

创伤后应激障碍检查表（PCL）：评估患者是否有创伤后应激
障碍的情况。

该量表是评估患者是否有创伤后应激障碍的情况。PCL 的施测需要
5～10 分钟。作为辅助诊断的工具其总分仅能说明创伤事件对其影响的
严重程度，能否做出创伤后应激障碍的诊断还需要结合其他资料做出判
断。该量表采用 5 级计分，根据 DSM-IV 的规定在每个条目上的得分
≥ 3 分时才能确定存在该项症状。

七、日常生活活动能力评估

改良 Barthel 指数。

　　进行日常生活活动（ADL）能力评价主要是了解由于呼吸困难而影响患者 ADL 的程度。常用的评价方法为改良 Barthel 指数，它是在评定内容不变的基础上对 Barthel 指数的等级进行加权，将 10 个评定项目细分为 5 级，即完全依赖、最大帮助、中等帮助、最小帮助和完全独立 5 个等级，且每一项每一级的分数有所不同，其中修饰、洗澡项目分数为 0、1、2、3、4、5 分；进食、穿衣、控制大便、控制小便、如厕、上下楼梯 6 个项目的分数为 0、2、5、8、10 分；床 / 椅转移、平地行走 2 个项目的分数为 0、5、8、12、15 分。10 个项目总分为 100 分，独立能力与得分呈正相关，得分越高者独立性越强。

八、生存质量评估

世界卫生组织生存质量测定量表简表（WHOQOL-Bref）或健康调查简表（SF-36）。

WHOQOL-BreF 包括生理、心理、社会关系和环境 4 个领域，共 25

个条目，通过患者主观感受近两周所经历某些事情的感觉，做某些事情的能力，对自己日常生活各个方面的满意程度，经历某些事情的频繁程度，算出这 4 个领域的得分，各领域的得分越高，代表生存质量越好。

SF-36 是美国波士顿健康研究所研制的简明健康调查问卷，被广泛应用于普通人群的生存质量测定、临床试验效果评价以及卫生政策评估等领域。SF-36 作为简明健康调查问卷，包括 36 个问题，8 个维度，它从生理机能、生理职能、躯体疼痛、一般健康状况、精力、社会功能、情感职能以及精神健康等 8 个方面全面概括了被调查者的生存质量。年龄在 14 岁以上的人群均适宜调查。

第四章
新冠肺炎恢复期现代康复治疗

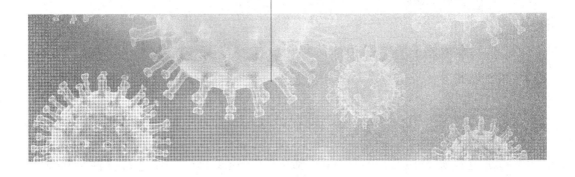

第一节　健康教育

包括但不限于疾病的认识、康复的意义和重要性、生活方式的调整等。

新冠肺炎是由 2019-nCoV（Novel Coronavirus）引起的急性传染病，主要通过呼吸道飞沫传播，亦可通过接触传播，其临床症状以发热、干咳、乏力为主，逐渐出现呼吸困难，严重者可发展为急性呼吸窘迫综合征。许多新冠肺炎患者把关注点放在了新冠肺炎的临床治疗上，而忽视了该疾病对患者呼吸功能、躯体功能和心理状态的影响，也忽略了康复治疗的重要性。发病期间，科学介入康复治疗可以有效预防制动综合征，缓解心肺功能的下降，提高患者的日常生活自理能力。同时进行心理疏导，消除患者恐惧、焦虑等负面情绪，从而使患者在身体上和心理上增强战胜疾病的信心。治愈后，摒弃不良生活习惯，规律作息，科学运动，合理膳食能极大地减少新冠肺炎的后遗症影响，提高康复患者的生活质量。

第二节　呼吸功能康复治疗

一、呼吸训练

呼吸模式训练：包括体位管理、调整呼吸节奏、胸廓活动度训练等技术。

（一）体位管理

体位管理主要适用于重型和危重型新冠肺炎患者。重型和危重型患者长期处于仰卧位，这种非生理性体位限制了氧的转运。而治疗性体位摆放能有效增加肺容量，改善通气血流比值，优化呼吸力学和促进气道分泌物清除，对氧转运通路的多个环节有直接而有效的作用。常用的治疗性体位包括俯卧位和直立位，需要注意的是在进行体位管理时要进行动态监测以避免发生压迫性肺不张等并发症。

1.急性呼吸窘迫综合征患者

对于急性呼吸窘迫综合征患者，临床常采用大于 12 小时的俯卧位以改善通气血流比值，减轻肺水肿，提高功能残气量和降低插管的概率。目前已有大量报道证实，新冠肺炎患者发生急性呼吸窘迫时，行单纯俯卧位或俯卧位结合机械通气，可有效改善患者血氧和通气。

2. 镇静和意识障碍患者

对于镇静和意识障碍的患者，在生理状况允许的情况下，可采用站立床或抬高床头帮助患者完成治疗性体位的摆放。逐步增加模拟抗重力体位直至患者能保持直立体位。患者可从 30°～45° 床头抬高位进行体位适应性训练开始，逐步过渡到 60° 体位。在摇高床头的同时对膝关节部先摇高 10°～15° 或膝盖下加垫一个小枕头，使下肢和腹部放松。再逐步过渡到床旁坐位。需注意的是，患者体能较差时，可给予小桌板帮助患者维持舒适坐位（前倾体位，前臂支撑桌面，肘关节屈曲 80°～110°），脚不能着地时，应给予矮脚凳等支撑辅助，治疗师、护士在一旁进行保护。端坐位可以在治疗师监护下完成，也可在有保护的治疗椅上完成。最后过渡到床旁站立位。所有体位变换过程中要防止管道移位，体位的选择及持续时间应以患者能耐受且感到舒适放松为宜。

（二）调整呼吸节奏

1. 呼吸控制技术

呼吸控制技术是在舒适放松的体位下放松肩颈部辅助吸气肌，经鼻缓慢吸气，经口缓慢呼气，使上腹部扩张的呼吸方法，可以降低呼吸做功，缓解呼吸困难。

2. 调整呼吸节奏

新冠肺炎患者常会出现呼吸急促。而呼吸频率加快时，呼吸幅度必然较浅，潮气量减小，而解剖无效腔始终保持不变，肺泡通气量反而小，影响空气与肺毛细血管血液气体的交换。在呼吸模式训练中应强调调整呼吸频率，而吸气和呼气时间的合理调配在调整呼吸频率中起到关键作用。

（1）浅快呼吸→深呼吸

新冠肺炎患者一个重要的主诉就是胸闷气短，深呼吸训练可帮助患者改善氧气运输能力，缓解活动造成的呼吸急促。出现呼吸急促时，首先尽量调整为舒适的体位，如60°靠坐位（膝下垫枕，维持膝关节屈曲10°～15°）、前倾端坐位、靠墙稍前倾站立较为合适，先进行30秒至1分钟的平静放松呼吸。注意在原本呼吸节律基础上调节呼吸，不要求过度减慢加深，以免造成疲劳和不适。

（2）深慢呼吸

吸气时尽量调动膈肌主动参与，呼吸尽量深慢，避免浅快呼吸造成的通气效率降低。该呼吸方式比胸式呼吸做功低，潮气量、通气血流比更优，可用于呼吸急促时调整呼吸。尽量减少辅助呼吸肌的参与，必要时引导患者进行紧张的辅助呼吸肌及胸廓的牵伸。

（三）胸廓活动度训练

改善胸廓活动度可通过放松辅助呼吸肌、牵伸胸廓、牵伸肢体等方式。放松训练是为了放松颈、胸部的辅助呼吸肌，进而更多地使用正常的呼吸模式，有效减少呼吸做功。患者出现辅助吸气肌紧张时，可通过辅助吸气肌触诊，确认肌肉紧张情况，再使用肌肉能量技术改善短缩肌肉。辅助吸气肌触诊，即感受相应肌肉肌腹、肌腱的紧张程度，主要包括斜方肌上束、肩胛提肌、胸锁乳突肌、胸大肌及胸小肌触诊。胸廓牵伸可改善其胸廓顺应性，从而改善呼吸功能。对于生命体征稳定者，胸廓牵伸可自主完成，胸廓较紧、自主牵伸效果不佳时，可在治疗人员辅助下完成。肢体牵伸包括上肢前屈、外展等，牵伸时需让患者处于吸气相，避免造成呼吸对抗。

二、吸气肌训练

　　吸气肌训练：如存在吸气肌功能障碍，建议进行吸气肌训练，利用阈值呼吸肌训练器，50%MIP 起始，每周增加 5%，到 70% 维持，采用 HITT 方式。

　　对于部分 ICU 获得性虚弱的患者，在使用呼吸训练器进行吸气肌训练时，初始负荷为最大吸气压的 30%，每组 5 次吸气，每吸间隔不少于 6 秒，每次训练做 6 组，组间休息 1 分钟，频率每日 1 次。

　　呼吸肌功能障碍多见于重型患者，常是由于早期的制动、机械通气等操作导致的。有研究证明，早期制动时膈肌的萎缩速度是骨骼肌的 8 倍。机械通气也会诱导膈肌萎缩加快。呼吸肌的力量减弱，肺通气功能下降，增加了呼吸的做功，使呼吸困难、活动能力下降等加剧。因此后期出院患者的康复中，呼吸肌的训练不可忽视。训练中出现明显疲劳、气促、气短、喘憋、胸闷、疼痛感等情况应及时暂停治疗，并调整训练强度。

三、排痰训练

　　排痰训练：在清洁气道时可采用主动循环呼吸技术帮助排痰，以减少咳嗽耗能；还可使用振动正压通气（OPEP）等器械辅助。对于有痰液潴留且排痰困难的患者，鼓励患者先用体位引流的方式进行排痰，建议针对受累肺叶行体位引流，让患者保持健侧肺在下的侧卧位，保持气道清洁，延缓呼吸功能减退，改善呼吸功能。

（一）主动呼吸循环技术（ACBT）

　　主动呼吸循环技术可有效清除支气管分泌物，改善肺功能，同时不加重低氧血症和气流阻塞。该技术由三个通气阶段构成，根据患者情况选择构成方式，并进行反复循环：呼吸控制（BC）、胸廓扩张（TEE）、用力呼气技术（FET）。

1.呼吸控制

　　呼吸控制是介于两个主动部分之间的休息间歇。鼓励患者放松上胸部和肩部，按自己的呼吸频率和幅度进行潮式呼吸，尽可能利用膈肌呼吸模式。为防止气道痉挛，两个主动部分之间需进行呼吸控制。

2.胸廓扩张

让患者进行深吸气，吸气末通常屏气 3 秒，然后被动呼气。吸气末屏气可使气流经过通气旁路系统到达分泌物后方，从而使分泌物由小气道向大气道移动。同时肺泡间的相互依赖性能使相邻肺泡扩张，也可松动分泌物。一般 3 次胸廓扩张后再进行呼吸控制。也可将治疗师的手置于需治疗部位的胸壁上，通过本体感觉刺激促进胸廓扩张。

3.用力呼气技术

由 1～2 次用力呵气组成。先进行低肺容积位呵气，可使外周分泌物向外移动。当分泌物移动到较大支气管时，再进行深吸气后呵气，可使分泌物排出或者到更大支气管后再轻轻咳出。呵气是一种快速但不用最大努力的呼气，通过呵气可使低肺容积位更多的外周分泌物移出，当分泌物到达更大、更近端的上气道时，在高肺容积位的呵气或咳嗽可以将这些分泌物清除。同时呵气可以稳定塌陷的支气管壁，增加呼气流量。新冠肺炎患者使用呵气技巧代替咳嗽进行排痰，可降低呼吸肌做功，促进排痰。

（二）振荡呼气正压设备（oscillatory positive expiratory pressure，OPEP）

该设备结合了呼气正压和气道内振动疗法。振动会产生类似肺内叩击通气效应，以松动气管壁上的分泌物。呼气正压可以使气道在呼气过程中保持开放，能使患者更容易排出气道分泌物，改善肺功能和预防肺部并发症。临床上常用的有 Acapella 和 Flutter 设备。

（三）体位引流技术

患者存在分泌物潴留时，可根据影像学检查进行相应肺段体位引流。待引流的每一个肺叶都要处于较高位置，向主支气管垂直引流。在重力和压力的共同作用下，使分泌物从外周向更大、更中央的气道移动。

不同的病变部位采用不同的引流体位，引流频率视分泌物多少而定。结合其他排痰技术使用，效果更佳。分泌物少者，每天上、下午各引流一次；量多者可每天引流 3～4 次，每次引流一个部位，时间为 5～10分钟，如有数个部位则总时间不超过 30～45 分钟，以免疲劳。

一般建议气道廓清技术在患者进食后 1 小时进行，特别是涉及体位改变和有咳嗽症状的患者。如果条件允许，最好几种气道廓清技术联合使用。在使用气道廓清技术的同时，也应联合雾化和湿化治疗，从而有助于分泌物的排出。

（四）有效咳嗽

嘱患者做深吸气；达到必要吸气容量后短暂屏气关闭声门，维持肺内压；咳嗽前进一步增加胸内压和腹内压；突然开放声门，嘴唇放松，咳出爆发性气流。

第三节　躯体功能康复治疗

一、躯体功能训练

　　有氧运动：有氧运动采用 FITT（frequency 频率、intensity 强度、time 时间、type 类型）原则制订运动处方：F 频率：3～5次／周。I 强度：根据患者心肺运动功能循序渐进地调整运动强度，可从非常低强度（运动中心率＜57% 或心率上升＜30%HRr或 RPE＜9/20）→低强度（运动中心率 57%～63%HRmax 或心率上升 30%～39%HRr 或 RPE 9～11/20）→中等强度（运动中心率 64%～76%HRmax 或心率上升 40%～59%HRr 或 RPE 12～14/20）。T 时间：10～30 分钟／次，前 3 分钟为热身阶段，最后 5 分钟为整理阶段，为运动中强度的 30%～40%（若采用间歇运动形式，计算累计的运动时间）。T 类型：持续或间歇的原地踏步、室内／外步行、室内／外踏车、太极等中国传统功法等。

（一）针对不同病情患者活动推荐

1. 针对轻型患者在住院期间的活动推荐

（1）运动强度

Borg 呼吸困难评分 $\leq$ 3（总分 10 分），以第 2 天不出现疲劳为宜。

（2）运动频率

2 次 / 日。

（3）持续时间

15 ～ 45 分钟 / 次，饭后 1 小时后开始。

（4）运动形式

呼吸康复操、太极拳或广场舞等。

2. 针对普通型患者在住院期间的活动推荐

（1）运动强度

推荐介于静息（1.0 METs）和轻度体力活动（< 3.0 METs）之间。

（2）运动频率

2 次 / 日，饭后 1 小时后开始。

（3）持续时间

根据患者体能状况决定活动时间，每次 15 ～ 45 分钟；对于容易疲劳或体弱的患者可采取间歇运动形式进行。

（4）运动形式

呼吸康复操、踏步、太极拳以及预防血栓的运动。

3. 对于重型和危重型患者的活动推荐（注意在整个活动过程中防止连接患者的管线脱离，全程监测生命体征）

（1）运动强度

体力不佳的患者可减少用力程度，维持时间或活动范围，完成动作即可。

（2）运动频率

1～2 次 / 日。

（3）持续时间

总的训练时间单次不超过 30 分钟，以不引起疲劳加重为度。

（4）运动形式

第一，定期做床上翻身和活动、从床上坐起、床－椅转移、坐在椅子上、站立和原地踏步，依此顺序逐步进阶；

第二，主动 / 被动全关节范围内运动训练；

第三，因使用镇静剂或存在意识认知障碍或生理条件限制的患者，选取床旁下肢被动功率车、被动关节活动和牵伸和神经肌肉电刺激等治疗技术。

（二）两种运动形式

1. 原地踏步

强度较低，在踏步的过程中不要低头，不要屏气，保持呼吸均匀，在各项生命体征较平稳的情况下进行（血氧饱和度 ≥ 90%，呼吸频率 ≤ 40 次 / 分钟，心率 ≥ 40 次 / 分钟且 ≤ 120 次 / 分钟）。患者可通过踏步频率和抬腿高度自行调节运动强度。

2. 台阶运动

对于身体条件较好的患者可选择较高的台阶运动，准备一个高低合适、基底面较大的木箱，A 脚上 B 脚上，A 脚下 B 脚下，运动过程中不要低头，不要屏气，保持呼吸均匀。患者可通过抬腿频率和木箱高低自行调节运动强度。有平衡功能障碍的患者请谨慎选择这种运动形式，谨防跌倒。

表 4-1　不同分型患者住院期间活动推荐

	运动强度	运动频率	持续时间	运动形式
轻型	Borg 呼吸困难评分≤3（总分10分），以第2天不出现疲劳为宜	2次/日，饭后1小时后开始	15～45分钟/次，饭后1小时后开始	呼吸康复操、太极拳或广场舞等
普通型	介于静息（1.0 METs）和轻度体力活动（<3.0 METs）之间	每日2次，饭后1小时开始	根据患者体能状况决定活动时间，每次15～45分钟；对于容易疲劳或体弱的患者可采取间歇运动形式进行	呼吸康复操、踏步、太极拳以及预防血栓的运动
重型/危重型	体力不佳的患者可减少用力程度，维持时间或活动范围，完成动作即可	每日1～2次	总的训练时间单次不超过30分钟，以不引起疲劳加重为度	首先，定期做床上翻身和活动、从床上坐起、床-椅转移、坐在椅子上、站立和原地踏步，依此顺序逐步进阶；其次，主动/被动全关节范围内运动训练

二、力量训练

> 力量训练：力量训练推荐使用渐进抗阻法训练，每个目标肌群的训练频率是 2～3 次 / 周，负荷为 8～12RM（即每组最多重复 8～12 个动作），1～3 组 / 次。

肌力训练的方式包括徒手肌力训练和器械训练，循序渐进增加阻力。接下来针对不同肌肉群以徒手训练为例说明。

（一）上肢力量训练

1. 肘屈肌群

患者可以选择站立位、坐位、半卧位和卧位进行训练，下面以站立位为例。

将双上肢置于躯干两旁，躯干保持直立，目视前方，双手放松，上臂贴近胸壁，呼气时屈肘，吸气时回到原位。运动过程中不要憋气。选择合适的负重，一组 8～12 个，做 3～4 组，做完一侧，再做另一侧。若患者无法完成该训练（肌力 1～3 级），康复治疗师的一手托住患者上臂远端，另一手握住患者前臂远端，嘱患者努力做全范围的屈肘，然后回复到原位重复进行或借助悬吊等器械进行助力训练，做完一侧再做另一侧。

2. 肘伸肌群

患者可以选择站立位、坐位、半卧位和卧位进行训练。下面以坐位为例。

坐位时，嘱患者将一侧肩前屈至最大，躯干保持直立，目视前方，将小臂自然垂于脑后，上臂贴近耳朵，呼气时伸肘，吸气时回到原位。运动过程中不要憋气。选择合适的负重，一组 8 ～ 12 个，做 3 ～ 4 组，做完一侧，再做另一侧。若患者无法完成该训练（肌力 1 ～ 3 级），康复治疗师一手托住患者上臂远端，另一手握住患者前臂远端，嘱患者努力做全范围的伸肘，然后回复到原位重复进行或借助悬吊等器械进行助力训练，做完一侧再做另一侧。

3. 肩前屈肌群

患者可以选择站立位、坐位、半卧位和卧位进行训练。下面以坐位为例。

坐位时，双上肢置于躯干两旁，躯干保持直立，目视前方，双手放松，一侧肩关节做前屈动作，呼气时肩前屈，吸气时回到原位。运动过程中不要憋气。选择合适的负重，一组 8 ～ 12 个，做 3 ～ 4 组，做完一侧，再做另一侧。若患者无法完成该训练（肌力 1 ～ 3 级），患者取侧卧位，康复治疗师一手托住患者肘关节，另一手握住患者前臂，嘱患者努力做全范围的肩部屈曲，然后回复到原位重复进行或借助悬吊等器械进行助力训练，做完一侧再做另一侧。

4. 肩外展肌群

患者可以选择站立位、坐位、半卧位和卧位进行训练。下面以坐位和卧位为例。

（1）坐位

嘱患者双上肢置于躯干两旁，躯干保持直立，目视前方，双手放松，两侧上肢同时做肩外展动作，肘关节可稍屈，呼气时肩外展，吸气时回复到原位。运动过程中不要憋气。选择合适的负重，一组8～12个，做3～4组。

（2）坐位下不能完成的患者可在卧位下进行

双腿屈曲使腰椎贴紧床面，两侧上肢同时做肩外展动作，肘关节可稍屈，呼气时肩外展，吸气时回到原位。卧位下可将上肢微微抬离床面。运动过程中不要憋气。选择合适的负重，一组8～12个，做3～4组。

5. 肩后伸肌群

患者可以选择站立位、坐位、半卧位和卧位进行训练。下面以站立位为例。

站立位：嘱患者双上肢置于躯干两旁，躯干保持直立，目视前方，双手放松，一侧上肢做肩后伸动作，肘关节可稍屈，呼气时肩后伸，吸气时回复到原位；运动过程中不要憋气。患者选择合适的负重，一组8～12个，做3～4组，做完一侧，再做另一侧。若患者无法完成该训练（肌力1～3级），患者取侧卧位，康复治疗师一手托住患者肘关节，另一手握住患者前臂，嘱患者努力做全范围的肩后伸，然后回复到原位重复进行或借助悬吊等器械进行助力训练，做完一侧再做另一侧。

（二）核心力量训练

核心肌群主要维持脊柱的稳定，分为整体稳定肌和局部稳定肌，椎旁肌在维持脊柱直立姿势中发挥作用，躯干重心在前、后和侧方移位时分别需要有背肌、腹肌和腰大肌的活动来保持平衡。核心肌群的力量训练以腹部的卷腹训练和背部的桥式运动为例。

1. 腹部肌群

患者可选择在卧位下进行。首先屈髋屈膝 90°，双腿靠拢，使小腿与地面平行，大腿与地面垂直，呼气时大腿向腹部贴近，吸气时回复到原位，过程中始终保持大小腿的位置关系。运动过程中不要憋气。选择合适的负重，一组 8～12 个，做 3～4 组。若无法完成者也可通过他人帮助将腿的位置放在起始位上，辅助患者将大腿向腹部贴近，然后让患者自己缓慢放下来即可。运动过程中不要憋气。选择合适的负重，一组 8～12 个，做 3～4 组。

2. 下背部及臀部等后侧肌群

患者可选择在卧位下进行。首先双脚踩床与臀同宽，双上肢位于躯干两侧，呼气时臀部夹紧发力，挺髋至最大限度，吸气时回到原位，注意脚的着力点应在脚后跟。运动过程中不要憋气。选择合适的负重，一组 8～12 个，做 3～4 组。若无法完成者也可通过他人帮助将臀部抬起，然后让患者自己缓慢放下来即可。运动过程中不要憋气。一组 8～12 个，做 3～4 组。

（三）下肢力量训练

1. 屈髋肌群

患者可以选择站立位、坐位、半卧位和卧位进行训练。下面以坐位为例。

患者在坐位下可选择稍高一些稳定的椅子，保证双脚平踩到地面上，双侧交替抬大腿。运动过程中不要憋气。一组 8～12 个，做 3～4 组。若患者无法完成该训练（肌力 1～3 级），患者取侧卧位，康复治疗师一手托住患者足跟及踝关节，另一手托住患者大腿远端及膝关节，嘱患者努力做全范围的屈髋，然后回复原位重复进行或借助悬吊等器械进行助力训练，做完一侧再做另一侧。

2.伸膝肌

患者可以选择站立位、坐位、半卧位或卧位的方式进行。下面以站立位和坐位为例。

（1）站立位

事先准备一把凳子放于身后，身体保持直立，双脚与肩同宽，脚尖正对前方，双手交叉搭在对侧肩上，吸气时臀部向后坐，轻碰凳面后，呼气发力伸膝站起。这个过程中膝盖不能过脚尖，而且膝盖与脚尖始终要在一条直线上。运动过程中不要憋气。一组8～12个，做3～4组。

（2）坐位

嘱患者身体保持直立，双脚平放在地面上，双手自然垂直放在身体两侧，呼气时一侧伸膝与地面平行，吸气时缓慢放下。运动过程中不要憋气。一组8～12个，做3～4组。若患者无法完成该训练（肌力1～3级），患者取侧卧位，康复治疗师一手托住固定患者大腿，另一手托住患者小腿远端，嘱患者努力做全范围的伸膝，然后回复到原位重复进行或借助悬吊等器械进行助力训练，做完一侧再做另一侧。

3.屈膝肌群

患者可以选择站立位、半卧位或卧位。下面以站立位为例。

站立位，嘱患者身体保持直立，双手扶在桌子上增加稳定性，先深吸一口气，呼气时一侧膝盖弯曲，尽可能地用脚后跟去贴近臀部，吸气时回复到原位。运动过程中不要憋气。一组8～12个，做3～4组。若患者无法完成该训练（肌力1～3级），嘱患者取侧卧位，康复治疗师一手托住固定患者大腿，另一手托住患者小腿远端，嘱患者努力做全范围的屈膝，然后回复到原位重复进行或借助悬吊等器械进行助力训练，做完一侧再做另一侧。

4.踝背屈跖屈肌群

患者可以选择站立位、坐位、半卧位或卧位。下面以站立位和坐位为例。

（1）站立位

身体保持直立，其中一侧脚脚后跟先着地，做最大限度背屈，再过渡至前脚掌末端，主动上提足后跟至最大限度跖屈，采用全脚掌滚动行走的方式两侧交替前行，保持均匀呼吸；如果无法完成上述动作，可以在站立位下进行提踵训练（即"抬后脚跟"）：呼气上提双脚，吸气落至一半后再继续上提，重复动作 8～12 次为一组，一组结束后放在地面上休息，建议每周做 2～3 次。

（2）坐位

患者可进行坐位勾脚练习。身体保持直立，双脚平放在地面上，膝盖同脚尖在同一方向上，呼气时向上勾起，吸气落下，运动过程中不要憋气。一组 8～12 个，做 3～4 组。若患者无法完成该训练（肌力 1～3 级），患者取侧卧位，康复治疗师一手固定在小腿远端，另一手握住足背，嘱患者努力做全范围的跖屈，然后回复到原位重复进行或借助悬吊等器械进行助力训练，做完一侧再做另一侧。

三、平衡训练

平衡训练：合并平衡功能障碍的患者，应予以介入平衡训练，如康复治疗师指导下的徒手平衡训练、平衡训练仪等。

合并平衡功能障碍的患者，应予以介入平衡训练，如康复治疗师指导下的徒手平衡训练、平衡训练仪等。平衡的维持机制依赖感觉输入、中枢整合和运动控制三部分，视觉系统、躯体感觉和前庭系统收集信息输入，而脊髓、前庭核、内侧纵束、小脑及大脑皮质等中枢神经系统对这三种信息进行整合加工并形成运动方案，最终由运动系统执行。若是肌力和耐力降低，将大大影响患者的平衡功能。平衡的维持需要一定的躯干、双侧上肢及下肢的肌力来调整姿势。当人的平衡被破坏时，若全身能做出及时、相应的保护性反应，便可维持身体的平衡，不致跌倒而导致损伤。而对于上肢肌力低下的患者，若不能及时调整身体的反应能力，不能做出相应的保护性反应，如双上肢的保护性反应，患者的坐位平衡将受到破坏；而下肢肌力若不够，患者的立位平衡不能维持，不能出现跨步、跳跃反应等，患者就很容易摔倒并受伤。新冠肺炎患者在病情进展的急性期被迫卧床休息，制动导致的呼吸肌无力、肌力和耐力下降破坏了患者的平衡能力，特别是对于中老年患者更明显，平衡能力的恢复尤为重要。因此要提升患者的肌力和耐力，提高患者核心力量，只有改善核心区的稳定性，运动才能更加协调、有效，同时也才能有效地预防跌倒与运动损伤。平衡训练遵循安全训练、循序渐进、个性化训练的原则。

1.站立平衡一级

可以让患者扶着椅子 / 助行架站立，或者独立站立进行训练，此训练一定要有人在旁边保护，谨防跌倒！

2.站立平衡二级

患者将双脚分开站立，两脚间距离稍大些，让患者双手手指交叉，双上肢分别向前伸、向左右转动、向上举和向下触地。平稳后逐渐缩小两脚间的距离。当患者能维持立位时，让患者分别从两侧向后看、从地上拾物。此训练一定要有人在旁边保护，谨防跌倒！

3.站立平衡三级

临床可以通过破坏患者平衡来达到训练的目的，在平衡训练中还可增加趣味性和互动性，比如进行抛接球活动。进阶则可考虑换不稳定支撑面如平衡板、平衡垫，然后让患者保持躯干稳定或进行抛接球活动。此训练一定要有人在旁边保护，谨防跌倒！

四、ADL 干预

（一）BADL 干预（基础日常生活活动能力干预）（出院后 2～4 周内）

对于轻型出院后患者，在出院后两周内，康复焦点主要集中在转移、修饰、如厕、洗澡等日常活动能力进行评估，评定的重点在于了解在进行这些日常活动时是否存在疼痛、呼吸困难、肌力弱等因素而导致的日常活动能力障碍，并有针对性地予以康复治疗。针对重型治疗期间因卧床制动等因素产生的挛缩、软组织损伤导致的疼痛以及关节活动受限问题，可以通过药物、物理因子、支具及牵伸等方法进行综合治疗。对于肢体力弱导致的基础日常活动障碍，可以通过以力量训练及作业治疗训练的方式进行干预。对于呼吸困难而导致的日常生活活动障碍，需要综合考虑患者呼吸功能、有氧活动能力、肢体力量等因素，可以考虑对患者进行节能技术训练或者节能辅助具代偿的方式进行干预。

1. 翻身

嘱患者将双膝屈曲至 90°，再将头转到想要翻身的一侧，双手向前伸，握手，上下肢同时向转头侧倾倒。注意此过程中腹肌尽量不要发力，防止屏气，配合呼气完成翻身。利用轴向翻身可以很好地避免腹部发力达到节能的目的。在翻身过程中要保持均匀呼吸，不要憋气。

2. 坐起

嘱患者保持翻身的姿势，将双腿放置于床下，头向斜上方抬起，双手依次支撑床面，配合呼气完成坐起。利用四肢力量的配合，分散腰腹核心肌群的负担，让坐起变得轻松可行。在坐起过程中要保持均匀呼吸，不要憋气。

3. 站起

患者坐在床上时，双脚分开与肩同宽，脚跟向后滑使膝盖落在脚尖前方，躯干向前倾至臀部离开支撑面，呼气伸膝完成站立。坐在椅子上也可以按照这个方法站立。对于力弱或有平衡功能障碍的患者可以利用助行架来帮助完成站立。将助行架调整至与股骨大转子同高，大臂与小臂成 150° 夹角。嘱患者双手握住两端的扶手，双脚分开与肩同宽，脚跟向后滑使膝盖落在脚尖前方，躯干向前倾至臀部离开支撑面，呼气时上下肢同时发力完成站起。使用助行架可以很好地利用上肢的力量来帮助完成站立，但一定要记住，在站立过程中双脚不要移动，站立才能更安全。在站起过程中要保持均匀呼吸，不要憋气。训练过程中治疗师要注意关注患者的情况，如训练中症状无缓解或有加重，及时停止并报告医生。

4.步行

行走过程中为了维持平衡和保持稳定，需要很多肌肉参与才能完成，这样会增加耗氧，患者可以使用适当的助行器让步行变得平稳轻松。合适的助行器可以帮助增大支撑面的面积，同时还可以利用上肢力量的支撑以减少耗氧。在步行过程中应尽量控制吸呼比 $1:2 \sim 1:3$，将血氧维持在适当范围内，控制好呼吸节律，防止由于吸呼比紊乱造成的心率加快，血氧下降。

5.穿衣

对于有呼吸困难需要吸氧的患者来说，建议穿开衫类型的衣物，防止穿套头衫时出现离氧下的喘憋，穿衣时注意手不过肩。如必须穿套头衫时，患者应预先将衣物在前臂套好，并整理好吸氧管路，摘掉氧气，快速进行一次性穿戴，完成套头动作后，先戴吸氧管，后整理衣服，以减少离氧时间。

6.穿鞋

呼吸困难的患者应避免弯腰穿鞋，因为腹腔内容物会限制横膈膜运动，建议在坐位下利用长鞋拔子进行穿鞋。患者应坐在比小腿略高 10cm 的坚固稳定的支撑面上，用长鞋拔子完成穿鞋。

7.洗脸

呼吸困难的患者应避免弯腰洗脸，因为腹腔内容物会限制横膈膜运动，所以建议采取坐位，为减少耗氧，可将双上肢支撑在桌面上，可用擦脸代替洗脸，避免离氧。注意此过程中不要屏气。

8. 刷牙

建议刷牙时尽量站立，目视前方，避免弯腰低头，因为腹腔内容物会限制横膈膜运动，影响呼吸。无法站立者刷牙时可在坐位下进行，将上肢支撑在水池上以减少耗氧。漱口时可用两个杯子，一杯用来接水，一杯用来吐水，快速交替进行，以减少屏气时间。

9. 洗澡

嘱患者选择防滑的淋浴凳、防滑垫以及长柄沐浴刷来帮助洗澡。淋浴凳可以让患者在坐位下进行淋浴，对于无法站立者或是无法在一定时间内维持站立者可以很好地减少体能消耗。防滑垫可以增加安全性。长柄沐浴刷可以用较小的活动范围达到更远的距离，减少耗氧，节约体能。嘱患者洗头时佩戴专用淋浴帽，当水流从上而下时会覆盖面部影响呼吸，稍有不慎还会导致呛咳，淋浴帽可以阻挡水流进入眼睛、鼻子、耳朵，起到很好的防护作用，保证呼吸顺畅。需要注意的是，室内湿度过高还可能会造成呼吸困难，建议保持良好通风，如果需要氧气则可以从门下方将长氧气管通过。对于可以站立洗澡的患者，需要配装扶手，防止单腿站立时滑倒或跌倒。

10. 进食

患者如果能独坐就采取坐位进食，不能独坐者可采用半坐卧位进食，无法独自进食者，照护者可采用 30°～45° 卧位进行喂食。在进食过程中，应尽量保证患者一次入口食物不超过 10mL（大约一次半勺），在吸气末完成吞咽，吞咽时可配合低头而不要仰头，以免发生呛咳。

针对重型患者治疗期间出现关节长时间制动而导致患者发生肌肉萎缩，关节功能障碍问题，可应用理疗、体位管理和肌肉牵伸技术。但目前尚无明确的循证医学证据证明理疗对该病的治疗作用，可试行：①超短波疗法：肺部对置，无热或微热量，每次 10～15 分钟，每日 1 次，10 次为 1 个疗程。体温高于 38℃不宜使用该疗法。②紫外线疗法：胸部或背部皮肤弱红斑量照射，每日 1 次，4 次为 1 个疗程。③在患者卧床期间需要进行正确的体位摆放，预防或减轻挛缩或畸形出现，使躯干或肢体保持在功能状态，为后期康复治疗打下良好基础。对于已经出现挛缩的关节可以采用低温矫形器进行固定，保持关节良好的位置。④肌肉牵伸技术：不仅有助于改善肌肉的弹性和维持其兴奋性，同时可以提高全身骨骼肌肉的功能，减少并发症，促进机体新陈代谢。每天需要对患者进行 1～2 次的肌肉牵伸训练，每次牵伸包括肢体和躯干肌群。体位：取患者舒适体位，暴露关节；方向：与肌肉紧张或挛缩方向相反；强度：强调在无痛或微痛范围内，低强度长时间的持续牵伸；时间：持续牵伸 10～15 秒，重复 10～20 次。

针对患者肌肉力量减退的问题，可用渐进抗阻训练，每个目标肌群的训练负荷为 8～12 RM（repetition maximum，即每组重复 8～12 个动作的负荷），1～3 组 / 次，每组训练间歇为 2 分钟，频率为 2～3 次 / 周，训练 6 周，每周增加 5%～10%。

对于呼吸困难而导致日常生活活动障碍的患者，可利用能量节约技术要求患者避免不必要的能量消耗或减少剧烈活动。活动前进行活动分段规划，轻中度能耗活动交替完成；控制活动速度，缓慢有节奏地完成活动；把握呼吸节奏，呼气时用力吸气时放松，间隔性休息；注意环境可能对能量造成的影响，如高温、低温、紧张；在活动过程中将呼吸控制技术结合进来以节省能量。

（二）IADL 干预（工具性日常生活活动能力干预）（出院后 4 周以上）

对于轻型及重型患者，出院 1 个月以后需要关注社会参与度等较高级别日常活动能力，所以建议运用工具性日常活动能力进行评定，并采取针对性治疗。工具性日常活动能力主要包括购物、外出活动、食物烹调、家务活动、洗衣服、服用药物、通讯设备使用、财务处理能力等内容。需综合考虑患者在完成这些活动时的心理及躯体功能能力，通过模拟实际场景的方式进行训练，寻找出任务参与的障碍点，建议在作业治疗师指导下进行有针对性的干预。

通过精心选择的、具有针对性的作业活动，帮助身体、精神、社会适应能力以及情感等方面有障碍的人，恢复、养成并保持一种恰当的，能体现自身价值和改善生活质量的生活方式，并从中得到身心上的满足。

1. 心理方面的治疗

（1）增强独立感，建立信心

可以让患者适当进行一些感兴趣的活动，如绘画、书法、泥塑、编织、折纸、镶嵌、手工艺制作等。

（2）提高成就感、满足感

可以给患者留一些如木工、制陶、绘画、书法、编织、折纸、镶嵌、手工艺制作等可生产出产品的作业。

（3）调节精神和转移注意力

如音乐、棋类游戏、牌类游戏、绘画、书法、泥塑、编织、折纸、镶嵌、电子游戏等。

（4）调节情绪，促进心理平衡

如木工、锤打、剪纸、泥塑等宣泄性活动，可使患者进行合理宣泄，进而促进心理平衡。

（5）改善认知、知觉功能

如棋类游戏、牌类游戏、电子游戏、绘画、书法、音乐等，可改善患者注意力，提高解决问题、执行的能力（主要针对老年新冠肺炎患者）。

以毛笔书法为例，写字姿势：坐姿需头正、身正、腿展、臂开、足安。站姿为头俯、身躬、臂旋、足开。执笔方法：采用五指执笔，按、压、钩、顶、抵5字概括。运腕方法：执笔在指，运笔则靠腕，包括平腕、枕腕、提腕、悬腕。运笔方法：笔锋欲左先右，欲右先左，欲上先下，欲下先上；笔的运行要收藏笔锋，逆入平出。

2. 职业方面的治疗

（1）提高劳动技能

通过木工、金工、打字、手工艺制作、园艺等可提高劳动技能。

（2）提高职业适应能力

棋类游戏、牌类游戏、球类活动等集体性活动可增强竞争与合作意识，促进人际交往，改善同事间的关系，提高职业适应能力。

（3）增强患者再就业的信心

通过木工、制陶、泥塑、绘画、书法、编织、折纸、镶嵌、手工艺制作等治疗性作业活动生产出产品，可增强患者就业的信心。

以编中国结为例，概括为编、抽、修。编时既要注意线路走向，辨清线与线的关系，又要注意纹路的平稳性，为了方便穿线，可将线与线之间的空间留宽一些，编到后来可借助镊子、钩针帮助穿线头。抽时先认清要抽的几根线，然后同时均匀施力，慢慢收紧，将结抽紧定形。修，则是当结定型满意后添加修饰附件。

3. 社会方面的治疗

（1）可以改善家庭关系和社会交往关系

如烹饪、打扫地板、使用电话、购物等。以烹饪和购物为例。

烹饪包括准备食材和烹调。准备食材：可以选择直接购买已经准备好的食材，自行处理时可根据患者的情况选择适当的辅助准备食材，如特制切菜板适用于只能使用一只手的患者，符合人体工效学的刀具适用于上肢力量弱的患者。烹饪：选用合适的厨具进行操作，针对力量减退的患者可使用轻质的锅，针对运动控制差的患者可使用不锈钢或塑料碗碟，合适的辅具，如手套、锅柄固定器等有利于更好地完成烹饪。

购物分为传统购物和网络购物。传统购物需要患者前往市场，挑选物品结账，安全返回。临床工作中可在治疗区设置一个模拟超市的区域，大致包括水果区、日用品区、冷饮区，根据患者的具体情况制订针对性的购物任务对患者进行训练，如记忆力差的患者可指导患者列出需要购物的清单，然后按清单一一购买。随着时代的发展，我们还可以指导患者进行网络购物。

（2）促进重返社会

通过生产性活动、竞技性活动、游戏性活动等可促进患者适应社会环境，利于他们早日重返社会。

ADL 的训练方式多种多样，可以进行一对一训练，对患者的活动进行具体分析，设计个性化训练方案，落实训练项目，总结是否达到预期目标，从而改善患者自理能力。也可以进行小组训练，以小组活动的形式利用整体活动促进患者的人际互动，重建其生活意志。

五、注意事项

疼痛：当患者存在肌肉骨骼系统的疼痛症状时，应酌情调整运动处方。

乏力：对于轻型出院后患者，可以在监测血氧的情况下循序渐进地增加活动强度到中等强度，对于重型患者，建议强度调整的周期应更长。

气促：运动过程前后及整个过程中需强化血氧及症状监测，出现气短、喘憋、胸闷等症状时需要了解患者的指氧水平，小于93% 时应终止活动。

运动是康复治疗的基本手段，然而过量的运动会造成机体强烈应激，甚至影响机体内环境稳定性，造成病情恶化和生命危险，给予患者的各种运动功能训练需要在严密监控下进行，如出现骨骼肌肉的疼痛等不良反应时需立即停止训练。训练时，要求自然呼吸，不勉强，不用力呼吸，禁止憋气；循序渐进，呼吸和肢体活动的幅度、次数、时间等根据需要可逐步增加，不追求一步到位。

轻型出院患者，多数肺功能损害轻微或者无持续残留肺功能问题，且住院时间较短，产生身体功能障碍的可能性比较小，注意运动的科学性、可执行性，选择合适的运动形式进行锻炼。对于重型出院的患者，需对其进行肺功能的评估，主要包括呼吸、躯体、日常生活活动能力及社会参与方面的严重程度，强度调整需要时间长于轻症患者，应制订长期的运动处方。

新冠肺炎患者可在生命体征监护下进行舒缓医疗体操主动运动，依据病人训练中的主观感受情况而定，躯干、四肢训练需兼顾，训练时有任何不适（如诱发气短、喘憋、胸闷等）时应及时终止所训练的动作，酌情调整治疗方案，因人制宜，可选择适合患者的部分动作灵活进行训练，出现指脉氧饱和度 ≤ 93% 时符合《关于印发新型冠状病毒感染的肺炎诊疗方案（试行第七版）的通知》中重型的指标应立即终止活动，以免出现危险。

第五章
新冠肺炎恢复期
中医康复治疗

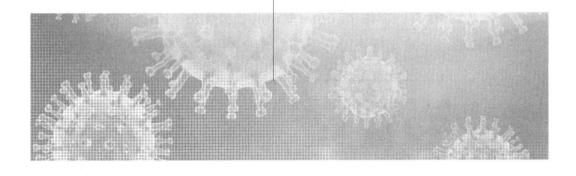

第一节　中药治疗

　　治疗原则：个体化治疗与综合调护相结合。针对恢复期的主要症状给予对症治疗，患者肺部炎性渗出未吸收完全，肺间质病变，可加用马鞭草、夏枯草、三棱、莪术等，免疫功能紊乱可加用四君子汤加减，脏腑功能受损可根据症状进行脏腑功能辨治。

　　中医疫病的特点：疫病都存在季节性、传染性强、变化快、症状相似的特点，因此疫病具有发病者体质不一样，疾病发展的阶段、传变、兼夹证不一样，同中有异、异中存同的特点。中医药调理的原则为：实施个体化治疗与综合调护相结合，对恢复期的患者及大致相同的主要症状进行针对性强的重点治疗，对患者普遍关心的肺部炎症渗出未完全吸收和肺间质病变的担忧，中医辨证分析后认为，这是由于正气亏虚，体内痰湿蕴肺，肺失宣肃，痰瘀阻络导致的，可以根据这一特点予四君子汤，治以培土生金，益气健脾。可加用马鞭草以清热凉血、散瘀通经；加用夏枯草以清热泻火，散结消肿；加用三棱、莪术以行气活血、化瘀散结。

一、轻型、普通型患者恢复期治疗

（一）气阴两虚证

　　临床表现：热退，神疲乏力，气短汗出，自汗或盗汗，干咳痰少而黏，唇干纳差，舌质淡或红，苔少或苔薄少津，脉细或细数或细弱。

　　治法：补肺益气养阴。

　　推荐方药：生脉散合补肺汤加减。人参 5g，麦门冬 9g，五味子 6g（打碎），黄芪 20g，熟地 12g，紫菀 9g，桑白皮 9g 等。或具有同类功效的中成药。

　　轻型及普通型患者恢复期属气阴两虚证的患者，虽然热邪消退，但热为阳邪，易伤阴液，加上本病发病以气虚为主，寒湿之邪乘虚而入为病机特点，故而患者既有气虚的表现又有阴虚的表现。气虚主要表现为：神疲乏力、气短、肢冷等。因气虚，正气的固涩和温煦作用不足，不能摄纳津液，温煦周身，汗液外泄，故而气短汗出，甚至自汗，不能温煦周身，则肢体发冷。正气不足，肺气的宣发肃降不利，肺气上逆，故而咳嗽，肝气的调达和脾气的运化功能失常，故而纳差。阴虚主要表现为：五心烦热、阴虚内热迫津外泄，加之正气不足，摄纳无权，自汗盗汗，进一步加剧阴虚表现，津液不足，内热灼炼，痰液少而稠，不易咳出，甚或干咳无痰，舌质淡或红，苔少或苔薄少津，脉细或细数或细弱，为气阴两虚之征象。

根据病因及病机分析，本证型中医治疗原则为：补肺健脾、益气养阴。因为脾为后天之本，气血生化之源，且脾属土，肺属金，土生金，根据中医"虚则补其母"的治疗原则，补脾以补肺，即"培土生金"，以达脾肺同补、气阴双补的目的。

生脉散的组方为：人参、麦门冬、五味子。方中人参甘温，能够益元气、健脾气、补肺气、生津液；麦门冬甘寒，能够养阴清热，润肺生津；五味子酸温，敛肺止汗，生津止渴。这三种中药配伍，一补一润一敛，可以起到益气养阴、生津止渴、敛阴止汗的作用，使气复津生、汗止津存、气充脉复，故名"生脉"。《医方集解》说："人有将死脉绝者，服此能复生之，其功甚大。"对于肺伤久咳、气阴两虚之证，该方能达到气阴两复、润肺生津的功效。

补肺汤的组方为：人参、黄芪、熟地、五味子、紫菀、桑白皮。方中人参、黄芪甘温，能够补肺、健脾、益气；五味子辛苦，能够补益肺肾、敛阴止汗；熟地甘温，能够滋补脾肾、填精益髓、补虚养血；紫菀苦温，能够温肺化痰、降气止咳；桑白皮甘寒，能够泻肺平喘、消痰止咳。诸药配伍，共奏补肺益气，止咳平喘之功。

以上两方合用化裁能起到补肺健脾、益气养阴的作用，也可根据兼夹证随证加减，或选用功效类似的中药进行组方，配伍治疗。

（二）肺胃阴亏证

临床表现：食欲不振，痰少质黏，潮热盗汗，口干咽燥，手足心热，舌红少苔，脉细数。

治法：滋养肺胃，清涤余邪。

推荐方药：沙参麦冬汤加减，沙参15g，玉竹10g，冬桑叶10g，麦冬15g，生扁豆10g，天花粉10g，生甘草6g等。或具有同类功效的中成药。

轻型及普通型患者恢复期，肺胃阴亏证的患者，主因温病气分后期，为邪热已退（或渐退），而肺胃津伤未复之候，病情属虚，病位在肺胃。因胃属燥土，脾为湿土，胃喜润恶燥，脾喜燥恶润，脾胃燥湿相济，阴阳相合，方能完成食物的运化。《临证指南医案》说："太阴湿土得阳始运，阳明燥土得阴自安。"胃阴亏虚，脾胃运化功能失调，故而食欲不振。肺胃阴虚，则痰少质黏，阴虚内热，迫津外泄，故而潮热盗汗，口干咽燥，手足心热。舌红少苔，脉细数亦为阴虚之证候。

根据病因及病机分析，本证型中医治疗原则为：滋养肺胃，清涤余邪。养肺胃之阴，虚热自除，余邪自消。

沙参麦冬汤的组方为：沙参、玉竹、生甘草、冬桑叶、麦冬、生扁豆、天花粉。方中沙参、麦门冬甘苦，能够养阴清热、润肺化痰、益胃生津；玉竹、天花粉甘寒，能够养阴润燥、清热泻火、生津解渴；生扁豆甘平，能够健脾益气、消暑化湿；生甘草甘平，能够补中益气、生津止渴；桑叶苦甘寒，能够轻宣燥热、清肺润燥；诸药合用成方，有滋养肺胃、生津润燥之功。以甘寒养阴药为主，配伍辛凉清润和甘平培土之品，全方药性平和，清而不寒，润而不腻，滋养肺胃之阴，功效甚好。

以上方化裁能起到滋养肺胃，清涤余邪的作用，可根据兼夹证随证加减，或选用功效类似的中药组方配伍进行治疗。

（三）脾胃虚弱证

临床表现：纳少，脘腹胀满，食后尤甚，神倦乏力，少气懒言，大便溏薄，舌淡胖苔白，脉缓弱。

治法：补中益气，健脾和胃。

推荐方药：补中益气汤或人参归脾汤。黄芪 15g，党参 15g，白术 10g，炙甘草 10g，当归 10g，陈皮 6g，升麻 6g，柴胡 12g，生姜 9 片，大枣 6 枚等。

针对性缓解恢复期患者腹胀、乏力等主要症状。可选取具有同等功效的中成药为主。

轻型及普通型患者恢复期属脾胃虚弱证的患者，主因患者多体弱气虚，大病初愈及食欲不振、调养不当、忧思恐惧等原因，导致脾胃虚弱，气血生化不足，周身失去水谷精微的濡养，故而纳少、腹胀、神疲乏力、气短懒言、大便溏薄，舌淡胖苔白，脉缓弱为脾胃虚弱之候。《诸病源候论·五脏六腑病诸候·脾病候》："脾气不足，则四肢不用，后泄，食不化呕逆，腹胀肠鸣，是为脾气之虚也。"

根据病因及病机分析，本证型中医治疗原则为：补中益气，健脾和胃。中气足，则脾胃健运，气血濡养充沛，诸症可除。

补中益气汤的组方为：黄芪、白术、陈皮、升麻、柴胡、人参、甘草、当归。全方能够补中益气，健脾和胃。人参归脾汤的组方为：人参、白术、茯苓、甘草、黄芪、当归、木香、远志、龙眼肉、酸枣仁，全方能够益气补血，健脾养心。本证型方用黄芪甘温，入脾、肺经，能够补中益气，升阳固表；人参、炙甘草、白术甘温，入脾、肺、心经，能够补气健脾、生津安神；当归甘、辛，温，能够养血和营，协人参、黄芪补气养血；陈皮苦、辛，温，能够理气健脾、燥湿化痰；升麻辛、甘，寒，能够升阳举陷、清热解毒；柴胡辛、苦，寒，能够升阳举陷、和解表里；生姜辛，温，能够解表散寒，温肺止咳；大枣甘，温，能够补虚益气、健脾和胃、养血安神；炙甘草调和诸药，全方合用补而不滞，燥而不伤阴。

以上方化裁能起到补中益气，健脾和胃的作用，可根据腹胀、乏力等兼夹证随证加减，或选用功效类似的中药组方配伍进行治疗。

二、重型、危重型患者恢复期治疗

（一）痰热阻肺证

临床表现：咳嗽痰多，或色黄，喉间痰鸣，呼吸急促，发热烦躁，或口渴，舌质红，苔黄或黄腻，脉数或滑数。

治法：清肺化痰，化瘀通络。

推荐方药：千金苇茎汤合小陷胸汤加减，黄芩15g，法半夏15g，瓜蒌壳15g，苇茎30g，薏苡仁20g，桃仁15g，冬瓜仁15g，鱼腥草30g，浙贝母15g，甘草6g。或具有同类功效的中成药。针对性减少患者肺部炎性渗出，缓解呼吸困难等症状。

重型、危重型患者恢复期属痰热阻肺证的患者，主因痰热壅肺或痰热伏肺。多由外感热邪或外感风寒，侵袭机体，郁而化热，热灼肺津，炼液成痰，痰与热结，壅阻肺络所致。少数患者也可因痰湿日久，郁而化热导致痰热阻肺。肺气遏阻，肺失宣肃，上逆为咳，痰多色黄、气急、发热、烦躁、口渴等症及舌质红，苔黄或黄腻，脉数或滑数均为痰热阻肺之象。

根据病因及病机分析，本证型中医治疗原则为：清肺化痰，化瘀通络。肺热清、痰湿化，肺络自通，诸症可除。

千金苇茎汤的组方为：苇茎、瓜瓣、薏苡仁、桃仁，治以宣肺止咳，祛痰排脓。小陷胸汤的组方为：黄连、半夏、瓜蒌，治以清热化痰，宽胸散结。指南推荐方中苇茎甘寒，能够清肺泄热；冬瓜仁甘凉，能够润肺化痰、消痈利水；薏苡仁甘、淡，凉，能够健脾渗湿，散结排脓；桃仁甘、苦，平，能够活血化瘀、止咳平喘；黄芩苦，寒，能够清热燥湿、泻火解毒；法半夏辛，温，能够燥湿化痰；瓜蒌甘、苦，寒，能够清热涤痰，宽胸散结；鱼腥草辛，寒，能够清热解毒、利尿消肿；浙贝母苦，寒，能够清热化痰、开郁散结；甘草甘，平，能够补脾益气、祛痰止咳；诸药共奏清热解毒、逐瘀排脓之效。

以上方化裁能起到清肺化痰、化瘀通络的作用，可根据肺部炎性渗出、呼吸困难等兼夹证随证加减，或选用功效类似的中药进行组方治疗。

（二）肺痹动喘证

临床表现：恶寒、发热、咳嗽、喘息、胸满、烦闷不安等，舌红苔黄，脉数。

治法：清热化瘀，宣肺平喘。

推荐方药：人参平肺散加减，人参 9g，陈皮 15g，桑白皮 15g，知母 15g，炙甘草 10g，地骨皮 15g，五味子 6g（打碎），茯苓 12g，青皮 12g，天门冬 12g。或具有同类功效的中成药。

重型、危重型患者恢复期属肺痹动喘证的患者，主因痰热结聚体内，肺络阻塞，肺失宣发肃降，肾不纳气。《临证指南医案》"六淫之气，一有所著，即能治病……最畏风火，邪著则失其清肃降令，遂痹塞不通爽矣"；也可因"得之忧愁思虑，辛热酒毒，所以肺脏受病，上焦不行、下脘不通，周身气机皆阻"，而成肺痹。在症状方面则因气机阻滞、痰热内扰，故而有恶寒、发热、咳嗽、喘息、胸满、烦闷不安等症，舌红苔黄，脉数为痰瘀阻肺、肾不纳气之证。

根据病因及病机分析，本证型中医治疗原则为：清热化瘀，宣肺平喘。肺热清、痰瘀化，肺喘自平，诸症可除。

人参平肺散组方为：桑白皮、知母、炙甘草、地骨皮、五味子、茯苓、青皮、人参、陈皮、天门冬。方中人参甘温，能够大补元气、补脾益肺；桑白皮甘寒，能够泻肺平喘、活血祛瘀、化痰止咳；知母苦寒，能够清热泻火，滋阴润燥；地骨皮甘寒，能够凉血除蒸，清肺降火；五味子酸、甘，温，能够敛肺止咳、滋肾生津；茯苓甘、淡，平，能够健脾渗湿、宁心利水；青皮苦、辛，温，能够疏肝理气，消积化滞；陈皮苦、辛，温，能够燥湿健脾、理气化痰；天门冬甘、苦，寒，养阴润燥、清肺生津；炙甘草味甘，能够补脾和胃、益气复脉、调和诸药。全方合用，健脾益肾、清热化痰、化瘀平喘。

以上方化裁能起到清热化瘀，宣肺平喘的作用，可根据兼夹证随证加

减，或选用功效类似的味微苦，具有宣降、微辛透达功效的中药进行组
方配伍治疗。

（三）肺热津伤证

> 临床表现：口渴多饮，口舌干燥，尿频量多，烦热多汗，舌
> 边尖红，苔薄黄，脉洪数。
>
> 治法：清热润燥，养阴生津。
>
> 推荐方药：清燥救肺汤加减，冬桑叶 10g，桑白皮 15g，杏
> 仁 10g，麦冬 12g，阿胶珠 10g，枇杷叶 10g，沙参 15g，黑芝
> 麻 15g，生石膏 30g（先下），石斛 10g 等。或具有同类功效的中
> 成药。

重型、危重型患者恢复期属肺热津伤证的患者，主因痰热郁肺，日久
化热，蕴藏于肺，热极生火，火盛伤阴，内热燔灼，伤津耗气，肺热叶
焦，津伤失布，表现为口渴多饮、口舌干燥、烦热多汗、尿量频多。舌
边尖红，苔薄黄，脉洪数，为热盛津伤之症。

根据病因及病机分析，本证型中医治疗原则为：清热润燥、养阴生
津。肺热清、津液足，诸症自消。

清燥救肺汤组方为：桑叶、石膏、甘草、胡麻仁、阿胶珠、枇杷叶、
人参、麦门冬、杏仁。方中重用石膏辛、甘，寒，清热泻火、除烦止渴；
桑叶质轻性寒，轻宣肺燥，透邪外出；麦门冬甘，寒，养阴润肺；杏仁
苦，温，能够止咳平喘、降气通便；枇杷叶苦、辛，寒，能够清肺止咳、
和胃降逆；桑白皮甘，寒，能够泻肺平喘、化痰止咳；沙参甘、苦，寒，

能够养阴清热、润肺化痰、益胃生津；黑芝麻甘平，能够滋补肝肾、益血润肠；石斛甘、寒，能够益胃生津、滋阴清热。指南推荐方以清燥救肺汤去甘温之人参、甘草、胡麻仁，加用甘寒之桑白皮、沙参、黑芝麻、石斛以增强滋阴生津之功，防止温燥伤阴之弊。

以上方化裁能起到清热润燥、养阴生津的作用，可根据兼夹证随证加减，或选用功效类似的中药组方配伍进行治疗。

（四）脾肾阳虚证

临床表现：咳嗽气喘，咯痰色白清稀、量多，畏寒肢冷，面色白，神疲乏力，头晕，大便溏薄，舌淡苔白，脉沉弱或细缓。

治法：益气健脾，温补肾阳。

推荐方药：四君子汤合肾气丸加减，人参 9g，白术 9g，茯苓 9g，熟地黄 15g，山萸肉 15g，肉桂 10g，甘草 6g 等。或具有同类功效的中成药。

重型、危重型患者恢复期属脾肾阳虚证的患者，主因疫病耗损脾肾阳气，脾肾之阳受损，或其他脏腑阳气亏虚，累及脾肾两脏。脾肾阳气不足，多引起咳嗽气喘，咯痰色白清稀、量多，畏寒肢冷，面色白，神疲乏力，头晕，大便溏薄，舌淡苔白，脉沉弱或细缓，为脾肾阳虚之症。

根据病因及病机分析，本证型中医治疗原则为：益气健脾，温补肾阳。脾气健运、肾阳充沛，诸症可消。

四君子汤组方为：人参、白术、茯苓、甘草，为补气基本方。肾气丸组方为：干地黄、山药、山茱萸、泽泻、茯苓、牡丹皮、桂枝、附子，为补阳基本方。方中人参甘温，能够大补元气、补脾益肺；白术甘温，入脾、肺、心经，能够补气健脾、生津安神；茯苓甘、淡、平，能够健脾渗湿、宁心利水；熟地黄甘，温，能够滋阴补血，益精填髓；山萸肉酸、涩，温，能够补益肝肾，涩精止汗；肉桂辛、甘，大热，能够补火助阳，引火归元，温通经脉；甘草味甘，能够补脾和胃、益气复脉、调和诸药。全方合用，共奏益气健脾，温补肾阳之功。

以上方化裁能起到益气健脾，温补肾阳的作用，可根据兼夹证随证加减，或选用功效类似的中药，进行组方配伍治疗。

第二节 中医外治技术治疗原则及方法

一、穴位贴敷

选取党参、炒白术、白芥子等研细末，加入少许生姜汁或蜂蜜调糊，敷于天突、大椎、风门、肺俞（双）、中府等穴位，每次贴敷时间为 2 小时左右，每日 1 次，7 日为 1 疗程，具体贴敷时间依据患者皮肤反应而定，以患者耐受能力为度。

（一）治疗原则

调和气血，调整阴阳平衡，鼓舞正气，增强抗病能力。

（二）治疗机制

药物直达病所，穴位长效刺激，整体调节机体，免疫机制影响，炎症机制影响。

（三）治疗方法

1. 穴位选择

天突穴为任脉、阴维脉交会穴，仰靠坐位取穴，位于颈部，当前正中线上胸骨上窝中央处，主要用于治疗咳嗽、哮喘、胸中气逆、咯唾脓血、咽喉肿痛、舌下急、暴喑、瘿气、噎嗝、梅核气等疾病。大椎穴属督脉，三阳脉、督脉之会，在后背正中线上，第 7 颈椎棘突下凹陷中处，主要用于治疗发热、疟疾、感冒、骨蒸潮热、盗汗、咳喘、脊背强急、肺结核、支气管炎等疾病。风门属足太阳膀胱经，督脉、足太阳之会，在背部，当第 2 胸椎棘突下，旁开 1.5 寸处，主要用于治疗感冒，咳嗽，发热，头痛等疾病。肺俞穴为肺之背俞穴，归属于足太阳膀胱经，为足太阳膀胱经循行路线上位于背部的背俞穴之一，背俞穴适用于治疗相应的脏腑病证及有关的组织器官病证，故肺俞穴是治疗肺脏疾病的要穴，主要用于治疗咳嗽、气喘、咳血、鼻塞、骨蒸潮热、盗汗等疾病。中府是手太阴肺经之脉，起于中焦，为中气之所聚，此穴又为肺之募穴，募是脏气结聚之处，主要用于治疗咳嗽、气喘、少气不得息、肺胀满、胸中痛、胸中烦热、咳吐脓血、伤寒、喉痹、鼻流浊涕、支气管炎、支气管哮喘、肺脓疡、肺结核等疾病。诸穴配伍既包括了俞募配伍，也包括了交会穴的运用等，主要用于治疗肺系疾病。

2. 药物组成及制作

党参、白术为益气健脾的药物，白芥子利气豁痰、温中散寒，这些药物配伍研末，用姜汁或蜂蜜调成糊状，以胶布敷贴在特定的穴位上。

3.操作方法

首先取出垫圈，撕开不干胶，固定在腧穴处，取一粒调制好的药泥，按充整个垫圈。然后取出敷贴，撕下硅油纸，将敷贴对齐垫圈压紧压牢即可。贴完后，平卧休息，一般 2 小时后即可取下，每天 1 次，7 天为 1 个疗程，以患者皮肤耐受度为标准，若有不适，可提前取下敷贴。

二、灸法

选穴神阙、气海、关元、大椎、肺俞（或风门）、膏肓。采用麦粒灸，3～5 日治疗 1 次，5 次为 1 疗程；或予艾条灸，每日 1 次，每次 5～10 分钟，以皮肤潮红为度，可和针刺配合应用。

（一）治疗原则

温经散寒，宣肺理气，增强免疫力。

（二）治疗机制

温阳化气、温化寒湿、回阳救逆、扶正祛邪。

（三）治疗方法

1.穴位选择

神阙、气海、关元、大椎、肺俞（或风门）、膏肓。神阙、气海、关元是人体任脉上的要穴，是人体生命最隐秘、最关键的要害穴窍，是人体的保健穴，诸穴灸治具有培元固本、补益下焦之功；大椎、肺俞、膏肓均为督脉及膀胱经上的穴位，灸治可以治疗肺系虚寒类疾病。

2.操作方法

（1）麦粒灸

将艾绒做成麦粒大小的艾炷，安放在预先选好的部位（穴位）。为防止艾炷脱落，可在施灸穴位处涂抹一些凡士林，便于黏附。用线香或火柴点燃，任其自燃。至艾炷燃烧接近皮肤，病人有微热或轻微灼痛感时，即用镊子将未燃尽的艾炷移去或压灭，再施第二壮。根据情况一般每穴可用3～7壮，3～5日治疗1次，5次为1疗程。

（2）艾条灸

将艾条的一端点燃，置于施灸穴位上方2～3cm高处，进行熏烤，使患者局部有温热感而无灼痛感，一般每处灸5～10分钟，以皮肤红晕为度。每日1次，5次为1疗程。

根据施灸部位的不同选择易操作、易持久、较安全的体位。施灸的顺序：先上后下，先背后腹，先头身后四肢，先阳经经脉后阴经经脉。灸量先少后多，由小艾炷起灸，逐渐递增，艾火由弱至强，便于患者接受。

三、针刺

　　取穴：肺俞、列缺、太渊、三阴交，针用泻法。肾俞、脾俞、足三里用补法，咽喉肿痛加少商、尺泽；热重者加大椎、曲池、尺泽；痰热郁肺证，加尺泽、曲池、天突；肺阴亏虚证，加膏肓、太溪。实证针用泻法，虚证针用补法或平补平泻法。

（一）治疗原则

疏经通络，调整阴阳。

（二）治疗机制

调和阴阳、扶正祛邪、疏通经络、调理气血。

（三）治疗方法

1.泻法

肺俞穴为肺之背俞穴，归属于足太阳膀胱经，为足太阳膀胱经循行路线上位于背部的背俞穴之一，背俞穴适用于治疗相应的脏腑病证及有关的组织器官病证，故肺俞穴是治疗肺脏疾病的要穴，主要用于治疗咳嗽、气喘、咳血、鼻塞、骨蒸潮热、盗汗等疾病；列缺属于手太阴肺经之络穴，亦是八脉交会穴（通于任脉），此腧穴在人体前臂桡侧缘，桡骨茎突上方，腕横纹上1.5寸当肱桡肌与拇长展肌肌腱之间；有宣肺解表、通经活络、通调任脉的作用，临床上主要用于配合治疗咳嗽、气喘、头痛、尿血等病症；太渊属于手太阴肺经之原穴，是输穴，亦是八会穴之脉会，此腧穴在腕掌侧横纹桡侧，桡动脉搏动处，有补肺益气、化痰止咳的作用，临床上主要用于配合治疗咳嗽、气喘、无脉症、腕臂痛等病症；三阴交为足太阴脾经、足少阴肾经、足厥阴肝经之交会穴，因此应用广泛，除可健脾益血外，也可调肝补肾，亦有安神之效，可帮助睡眠；以上诸穴针用泻法。

2. 补法

肾俞穴是足太阳膀胱经的常用腧穴之一，位于第2腰椎棘突下，旁开1.5寸，主治腰痛、生殖泌尿系疾患、耳鸣、耳聋等疾病；脾俞归属于足太阳膀胱经，为足太阳膀胱经循行路线上位于背部的背俞穴之一，是治疗脾胃疾病的要穴，除可用于治疗背痛等局部病证外，还善于治疗脾胃疾患如腹胀、腹泻、痢疾、呕吐、纳呆、水肿等疾病；足三里在小腿前外侧，当犊鼻下3寸，距胫骨前缘一横指（中指），主治：胃痛、呕吐、腹胀、肠鸣、消化不良、下肢痿痹、泄泻、便秘、痢疾、疳积、癫狂、中风、脚气、水肿、下肢不遂、心悸、气短、虚劳羸瘦等疾病；以上诸穴针用补法。

3. 穴位加减

（1）咽喉肿痛

加少商、尺泽。少商位于手部大拇指指甲外侧，该穴为肺经井（木）穴，针用泻法，点刺出血，可泻肺经邪热；尺泽属手太阴肺经的合（水）穴，位于肘横纹中，肱二头肌肌腱桡侧凹陷处，针用泻法，因肺属金，金生水，取实则泻其子之意。

（2）热重

加大椎、曲池、尺泽。大椎属督脉，为三阳脉、督脉之会，在后背正中线上，第 7 颈椎棘突下凹陷中，针用泻法，点刺出血，热随血出；曲池属于手阳明大肠经之合穴，在肘横纹外侧端，屈肘时当尺泽与肱骨外上髁连线中点，针用泻法，有清热解表、疏经通络的作用；尺泽属手太阴肺经的合（水）穴，位于肘横纹中，肱二头肌肌腱桡侧凹陷处，针用泻法，可泻肺经之热。

（3）痰热郁肺证

加尺泽、曲池、天突。尺泽针用泻法，可达宣肺化痰，泻肺经之热的功效；曲池针用泻法，可达清热解表、疏通经络的功效；天突针用泻法，能够降气化痰。

（4）肺阴亏虚证

加膏肓、太溪。膏肓是足太阳膀胱经的常用腧穴之一，位于第 4 胸椎棘突下，旁开 3 寸处，针用补法，可治疗各种慢性虚损性疾病；太溪是足少阴肾经的腧穴、原穴，在足踝区，内踝尖与跟腱之间的凹陷处，针用补法，取金水相生之意。

4. 操作方法

提插捻转补泻法，留针 30 分钟，每日针 1 次。诸证型，实证针用泻法，虚证针用补法或平补平泻法，取实则泻之，虚则补之，不胜不虚以经取之。

四、耳穴压豆

取穴：风溪、交感、神门、腹、胸、角窝中、肾上腺、咽喉、胃、十二指肠、小肠、大肠、肾、艇中、脾、心、气管、肺、三焦、内分泌等，取王不留行籽贴在 $0.7cm^2$ 的胶布中间，对准穴位贴敷。嘱患者每日按压 6 次，每次约 10 分钟。7 天为 1 个疗程。

（一）治疗原则

宣肺理气、止咳平喘、补肺益肾、健脾补胃。

（二）治疗机制

耳穴对各种内脏活动和各种感觉机能的调节起到重要作用。耳与十二经脉的关系十分密切。耳与五脏六腑的关系十分密切，有调节脏腑和器官功能的作用。

（三）治疗方法

1. 穴位选择

风溪、交感、神门、腹、胸、角窝中、肾上腺、咽喉、胃、十二指肠、小肠、大肠、肾、艇中、脾、心、气管、肺、三焦、内分泌等。心、肺、脾、胃、肾、大小肠、三焦等穴位对应相应的脏腑，余穴对人体气血津液及脏腑功能等具有调节作用。

2. 操作方法

（1）用物准备
75%消毒酒精、棉签、镊子、王不留行籽耳穴板；
（2）患者准备
患者取侧卧位或坐位，对相关穴位进行常规消毒；
（3）埋籽
左手手指托持耳郭，右手用镊子夹取王不留行籽耳穴板上胶布，对准穴位粘在上面，并轻轻揉按1～2分钟，以局部耳郭微红、发热为度；
（4）操作完毕
清理用物，操作后应进行手的卫生消毒；
（5）疗程
左右耳交替操作，3～5天换1次，7天为1个疗程。

五、推拿

取穴：少商、列缺、太渊、鱼际、大椎、风门、天突、肺俞、脾俞、丰隆、足三里、命门、膻中等穴，点压、按揉穴位，以有酸胀感为宜。

（一）治疗原则

调理脾胃，补肺益气，扶正祛邪。

（二）治疗机制

通过相关穴位刺激，增加呼吸肌的肌力，改善肺部通气状况及肺功能，缓解患者焦虑、抑郁情绪，达到改善生活质量的目的。

（三）治疗方法

1.穴位选择

少商、列缺、太渊、鱼际、大椎、风门、天突、肺俞、脾俞、丰隆、足三里、命门、膻中。少商、列缺、太渊、鱼际均为肺经穴位；大椎、天突、命门、膻中为任督二脉上的穴位；风门、肺俞、脾俞为足太阳膀胱经上的穴位，丰隆、足三里为足阳明胃经上的穴位；诸穴配伍进行推拿治疗，可达到通调阴阳、培土生金、金水相生的作用。

2.操作方法

（1）肺俞、脾俞

患者可将双手伸向背后呈叉腰状以拇指指腹按揉，每穴按揉 1～2 分钟，以局部酸胀为度；

（2）鱼际穴

患者可双手交叉压紧两侧鱼际，前后搓动 3～5 分钟，以局部潮红发热为度；

（3）其余穴位

均可以拇指指腹按揉，每穴按揉 1～2 分钟，以局部酸胀为度。

六、拔罐

取穴：大椎、风门、定喘、肺俞、脾俞、肺部阿是穴（按压时有酸、麻、胀、痛、沉等感觉和皮肤变化的穴位），留罐不超过 10 分钟。

（一）治疗原则

祛风散寒除湿、清热化湿、宣肺理气、止咳平喘。

（二）治疗机制

拔罐负压效应、热效应。

（三）治疗方法

1.穴位选择

大椎、风门、定喘、肺俞、脾俞、肺部阿是穴。风门、肺俞、脾俞等穴是足太阳膀胱经背部第一二侧线穴位；大椎、定喘为督脉及经外奇位，诸穴拔罐治疗具有祛风散寒、宣肺理气、止咳化湿的功效。

2. 操作方法

（1）留罐法

用闪火法将罐吸附于背部足太阳膀胱经第一二侧线，重点吸附在肺俞、大椎、定喘、风门穴处，留罐不超过 10 分钟。

（2）走罐法

在背部足太阳膀胱经第一二侧线处涂润滑剂（凡士林、润肤霜等），将罐沿背部膀胱经第一二侧线反复推拉 5～10 次，至背部皮肤红润、充血为度。

（3）刺络拔罐

如患者属湿热蕴肺证，可点刺大椎穴出血后，再将罐吸附于大椎穴，以拔出少量恶血为度。

第三节　中医传统功法

一、八段锦

　　八段锦是一套独立而完整的健身法。其中，"双手托天理三焦"通过上肢的运动可以带动肋骨上提，胸廓扩张，脊柱伸展，腹部肌肉牵拉，配合呼吸，有助于改善呼吸功能和消化功能。习练八段锦还可改善肢体的运动功能、平衡功能以及缓解焦虑紧张的情绪。八段锦每段可做3～5次。

　　八段锦是用来调理脏腑气血，恢复代谢功能，强身健体的一种独立、完整的中医健身体操，历来深受人们所喜爱，由于动作被比作是精美的锦，共有八段动作，故名八段锦。

动作要领

1. 预备式

两足分开平行站，横步要与肩同宽，头正身直腰松腹，两膝微屈对足尖，双臂松沉掌下按，手指伸直要自然，凝神调息垂双目，静默呼吸守丹田。

第一式：双手托天理三焦

十字交叉小腹前，翻掌向上意托天，左右分掌拨云式，双手捧抱式还原，式随气走要缓慢，一呼一吸一周旋，呼气尽时停片刻，随气而成要自然。

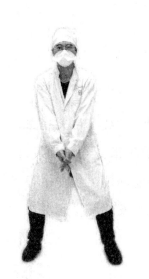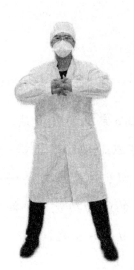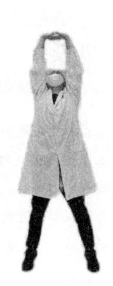

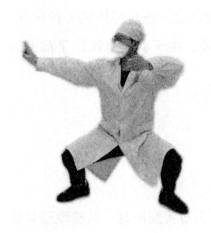

第二式：左右开弓似射雕

马步下蹲要稳健，双手交叉左胸前，左推右拉似射箭，左手食指指朝天，势随腰转换右式，双手交叉右胸前，右推左拉眼观指，双手收回式还原。

第三式：调理脾胃臂单举

双手重叠掌朝天，右上左下臂捧圆，右掌旋臂托天去，左掌翻转至脾关，双掌均沿胃经走，换臂托按一循环，呼尽吸足勿用力，收式双掌回丹田。

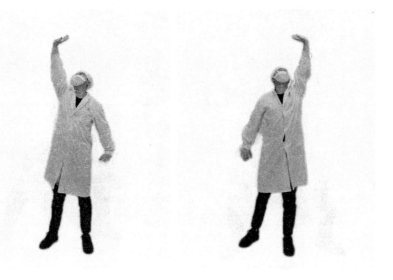

第四式：五劳七伤往后瞧

双掌捧抱似托盘，翻掌封按臂内旋，头应随手向左转，引气向下至涌泉，呼气尽时平松静，双臂收回掌朝天，继续运转成右式，收式提气回丹田。

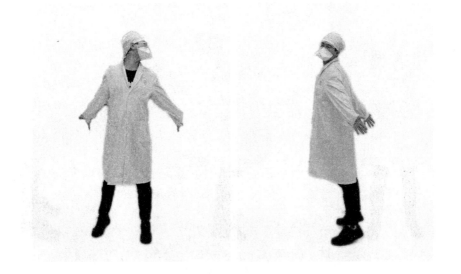

第五式：摇头摆尾去心火

马步扑步可自选，双掌扶于膝上边，头随呼气宜向左，双目却看右足尖，吸气还原接右式，摇头斜看左足尖，如此往返随气练，气不可浮意要专。

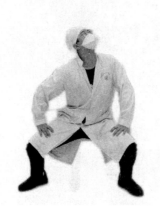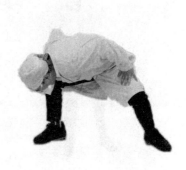

第六式：两手攀足固肾腰

两足横开一步宽，两手平扶小腹前，平分左右向后转，吸气藏腰撑腰间，式随气走定深浅，呼气弯腰盘足圆，手势引导勿用力，松腰收腹守涌泉。

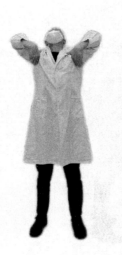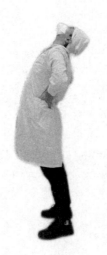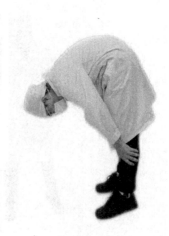

第七式：攒拳怒目增气力

马步下蹲眼睁圆，双拳束抱在胸前，拳引内气随腰转，前打后拉两臂旋，吸气收回呼气放，左右轮换眼看拳，两拳收回胸前抱，收脚按掌式还原。

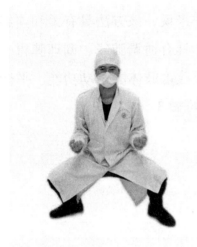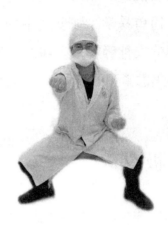

第八式：背后七颠百病消

两腿并立撇足尖，足尖用力足跟悬，呼气上顶手下按，落足呼气一周天，如此反复共七遍，全身气走回丹田，全身放松做颠抖，自然呼吸态怡然。

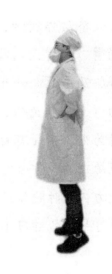

2. 收势

（1）接上式，两臂内旋，向两侧摆起，与髋同高，掌心向后；目视前方。

（2）两臂屈肘，两掌相叠置于丹田处；目视前方。

（3）两臂自然下落，两掌轻贴于腿外侧；目视前方。

八段锦是一套独立而完整的健身法。其中，"双手托天理三焦"通过上肢的运动可以带动肋骨向上上提，胸廓舒张，脊柱及腹部肌肉拉伸，配合呼吸锻炼，可加强膈肌的力量和耐力，利于改善机体的呼吸及水谷精微的运化能力。相对于其他健身方法来说，该方法具有柔和连绵、动静相宜、简单易学、强度适中的特点，具有通调肺气、调理脾胃、补肾纳气、镇静安神等功效。习练八段锦可改善肢体的运动功能、平衡功能以及缓解焦虑紧张的情绪，八段锦每段可做 3～5 次。

二、太极拳

太极拳动作缓慢，平稳，讲究呼吸与动作配合。动作在起身、屈臂、手臂向内收、蓄劲时，采用吸气配合；动作在下蹲、伸臂蹬脚及手臂向外开、发劲时，采用呼气配合。简言之，动作外展为呼，内收为吸；动作沉降为呼，提升为吸；发劲时为呼，蓄劲时为吸。不管哪种呼吸，基本要领均为细，匀，深，长。太极拳锻炼中的节律性呼吸不仅增强肺通气和换气功能，提高机体摄氧能力，同时肢体运动改善下肢肌肉力量和平衡能力等。24 式太极拳可早晚各练习 1 次。

太极拳，是以中国传统儒、道哲学中的太极、阴阳辩证理念为核心思想，集颐养性情、强身健体、技击对抗等多种功能于一体，结合易学的阴阳五行之变化、中医经络学、古代导引术和吐纳术形成的一种内外兼修、柔和、缓慢、轻灵、刚柔相济的中国传统拳术。

太极拳运动中对全身多个关节、上肢、下肢、脊柱都有明确的运动指令，是一种全身性的运动锻炼。太极拳的动作柔和均匀，对心肺功能要求不高，运动量的大小可依靠患者运动过程中自身重心位置的高度来调节，易于个体化，老少皆宜。太极拳要求练习者全神贯注，对患者的神志有一定的调节作用，已有研究证明，可以减缓焦虑和抑郁症状。

二十四式太极拳动作分解

预备势

并脚直立，两臂下垂，手指微屈，虚颔顶劲，下颏微收，舌抵上腭，双眼平视，全身放松。

（一）起势

左脚开立，两臂前举，屈膝按掌。

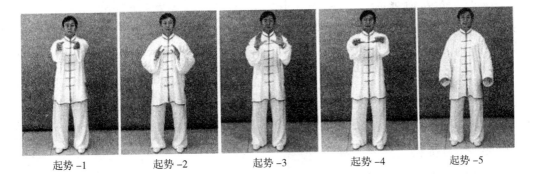

起势 -1　　　起势 -2　　　起势 -3　　　起势 -4　　　起势 -5

（二）左右野马分鬃

1.左野马分鬃

稍右转体，收脚抱球，转体上步，弓步分手。

2. 右野马分鬃

后坐撇脚，收脚抱球，转体上步，弓步分手。

3. 左野马分鬃

后坐撇脚，收脚抱球，转体上步，弓步分手。

（三）白鹤亮翅

稍右转体，跟步抱球，后坐转体，虚步分手。

（四）左右搂膝拗步

1. 左搂膝拗步

转体摆臂，摆臂收脚，上步屈肘，弓步搂推。

2. 右搂膝拗步

后坐撇脚，摆臂收脚，上步屈肘，弓步搂推。

3. 左搂膝拗步

后坐撇脚，摆臂收脚，上步屈肘，弓步搂推。

（五）手挥琵琶

跟步展臂，后坐引手，虚步合手。

（六）左右倒卷肱

1. 右倒卷肱

稍右转体，撤手托球，退步卷肱，虚步推掌。

2. 左倒卷肱

稍左转体，撤手托球，退步卷肱，虚步推掌。

3. 右倒卷肱

稍右转体，撤手托球，退步卷肱，虚步推掌。

4. 左倒卷肱

稍左转体，撤手托球，退步卷肱，虚步推掌。

（七）左揽雀尾

转体撤手，收脚抱球，转体上步，弓步掤臂，摆臂后捋；

转体搭手，弓下前挤，转腕分手，后坐引手，弓步前按。

（八）右揽雀尾

后坐扣脚，收脚抱球，转体上步，弓步掤臂，摆臂后捋；

转体搭手，弓步前挤，转腕分手，后坐引手，弓步前按。

（九）单鞭

转体运臂，右脚内扣，上体右转，勾手收脚，转体上步，弓步推掌。

（十）云手

后坐扣脚，转体松勾，并步云手，开步云手，并步云手，开步云手，扣脚云手。

（十一）单鞭

转体勾手，转体上步，弓步推掌。

（十二）高探马

跟步托球，后坐卷肱，虚步推掌。

（十三）右蹬脚

穿手上步，分手弓腿，收脚合抱，蹬脚分手。

（十四）双峰贯耳

屈膝并手，上步落手，弓步贯拳。

（十五）转身左蹬脚

后坐扣脚，转体分手，收脚合抱，蹬脚分手。

（十六）左下势独立

收脚勾手，屈蹲撤步，仆步穿掌，弓腿起身，独立挑掌。

（十七）右下势独立

落脚勾手，碾脚转体，屈蹲撤步，仆步穿掌，弓腿起身，独立挑掌。

（十八）左右穿梭

1.右穿梭

落脚抱球，转体上步，弓步架推。

2. 左穿梭

后坐撇脚，收脚抱球，转体上步，弓步架推。

（十九）海底针

跟步提手，虚步插掌。

（二十）闪通臂

提手提脚，弓步推掌。

（二十一）转身搬拦捶

后坐扣脚，坐腿握拳，摆步搬拳，转体收拳，上步拦掌，弓步打拳。

（二十二）如封似闭

穿手翻掌，后坐引手，弓步前按。

（二十三）十字手

后坐扣脚，弓步分手，交叉搭手，收脚合抱。

（二十四）收势

翻掌分手，垂臂落手，并步还原。

太极拳动作缓慢，平稳，讲究呼吸与动作之间的配合。动作在起身、屈臂、手臂向内收、蓄劲时，采用吸气配合；动作在下蹲、伸臂蹬脚及手臂向外开、发劲时，采用呼气配合。简而言之，动作外展为呼，内收为吸；动作沉降为呼，提升为吸；发劲时为呼，蓄劲时为吸。太极拳运动中对呼吸的要求是"悠、匀、细、缓"，使患者在肢体运动的同时，自然地完成呼吸锻炼和肢体躯干肌肉的锻炼。太极拳的深长呼吸使肺腑排出大量浊气，吸入较多的清气，提高了肺部吐故纳新的效率，同时增强肺组织的弹性及胸廓的活动度，从而改善呼吸功能，同时肢体运动可以改善下肢肌肉的力量和平衡能力等。24式太极拳可早晚各练习1次。

三、六字诀

呼吸六字诀包括"嘘（xu）、呵（he）、呼（hu）、呬（si）、吹（chui）、嘻（xi），依次每个字 6 秒，反复 6 遍，腹式呼吸方式，吐故纳新，调整肝、心、脾、肺、肾、三焦等脏腑及全身的气机，锻炼呼吸肌，改善呼吸功能、和缓情绪，配合肢体动作还可以改善运动功能。建议每天 1～2 组，根据个人具体情况调整运动方式及总量。

六字诀动作要领：

预备式：两足开立，与肩同宽，头正颈直，含胸拔背，松腰松胯，双膝微屈，全身放松，呼吸自然。

呼吸法顺腹式呼吸，先呼后吸，呼时读字，同时提肛缩肾，体重移至足跟。

调息每个字读六遍后，调息一次，以稍事休息，恢复自然。

1. 嘘

读（xū）。口型为两唇微合，有横绷之力，舌尖向前并向内微缩，上下齿有微缝。

呼气念嘘字，足大趾轻轻点地，两手自小腹前缓缓抬起，手背相对，经胁肋至与肩平，两臂如鸟张翼向上、向左右分开，手心斜向上。两眼反观内照，随呼气之势尽力瞪圆。呼气尽吸气时，屈臂两手经面前、胸腹前缓缓下落，垂于体侧。再做第二次吐字。如此动作六次为一遍，做一次调息。

2. 呵

读（hē）。口型为半张，舌顶下齿，舌面下压。

呼气念呵字，足大趾轻轻点地；两手掌心向里由小腹前抬起，经体前至胸部两乳中间位置向外翻掌，上托至眼部。呼气尽吸气时，翻转手心向面，经面前、胸腹缓缓下落，垂于体侧，再行第二次吐字。如此动作六次为一遍，做一次调息。

3. 呼

读（hū）。口型为撮口如管状，舌向上微卷，用力前伸。

呼字时，足大趾轻轻点地，两手自小腹前抬起，手心朝上，至脐部，左手外旋上托至头顶，同时右手内旋下按至小腹前。呼气尽吸气时，左臂内旋变为掌心向里，从面前下落，同时右臂回旋掌心向里上穿，两手在胸前交叉，左手在外，右手在里，两手内旋下按至腹前，自然垂于体侧。再以同样要领，右手上托，左手下按，做第二次吐字。如此交替共做六次为一遍，做一次调息。

4. 呬

呬，读（si）。发音："呬"字从俗读四；正音为戏，五音配商，读如夏，声短气长。口型：开口张腭，舌尖轻抵下腭。

呼气念呬字，两手从小腹前抬起，逐渐转掌心向上，至两乳平，两臂外旋，翻转手心向外成立掌，指尖对喉，然后左右展臂、宽胸、推掌如鸟张翼。呼气尽，随吸气之势，两臂自然下落垂于体侧，重复六次，调息。

5. 吹

读（chuī）。口型为撮口，唇出音。

呼气读吹字，足五趾抓地，足心空起，两臂自体侧提起，绕长强、肾俞向前画弧并经体前抬至锁骨平，两臂撑圆如抱球，两手指尖相对。身体下蹲，两臂随之下落，呼气尽时两手落于膝盖上部。下蹲时要做到身体正直。呼气尽，随吸气之势慢慢站起，两臂自然下落垂于身体两侧。共做六次，调息。

6. 嘻

读（xī）。口型为两唇微启，舌稍后缩，舌尖向下。有喜笑自得之貌。

呼气念嘻字，足四五趾点地。两手自体侧抬起如捧物状，过腹至两乳平，两臂外旋翻转手心向外，并向头部托举，两手心转向上，指尖相对。吸气时五指分开，由头部循身体两侧缓缓落下并以意引气至足四趾端。重复六次，调息。

呼吸六字诀可调整肝、心、脾、肺、肾、三焦等脏腑及全身的气机，锻炼呼吸肌，改善呼吸功能，和缓情绪，配合肢体动作还可以改善运动功能。动作要始终保持缓慢、舒展圆滑，呼吸均匀细长而不憋气。每个字读六遍后，调息一次，以稍事休息，恢复自然。建议每天 1～2 组，根据个人具体情况调整运动方式及总量。

　　传统中医功法可以参照上述有氧运动的处方进行，切不可过劳。热身和整理运动可以采用静养、站桩或上下肢轻缓活动。

第六章
新冠肺炎恢复期
的心理康复

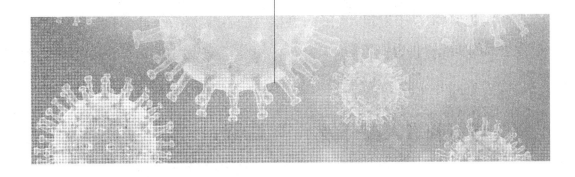

第一节　心理障碍的评估

心理评估有助于发现人们现存或潜在的心理或精神健康问题，也为心理干预的实施提供重要依据。

一、新冠肺炎人群分级

《新型冠状病毒感染的肺炎公众心理自助与疏导指南》将肺炎疫情影响人群分为四级：

1. 第一级人群

新冠肺炎确诊患者（住院治疗的重型及以上患者）、疫情防控一线医护人员、疾控人员和管理人员等，是心理障碍评估及干预的重点对象。

2. 第二级人群

居家隔离的轻型患者（密切接触者、疑似患者），到医院就诊的发热患者。

3. 第三级人群

与第一级、第二级人群有关的人，如家属、同事、朋友，参加疫情应对的后方救援者，如现场指挥、组织管理人员、志愿者等。

4. 第四级人群

受疫情防控措施影响的疫区相关人群、易感人群、普通公众。

二、第一级人群的心理评估和干预

第一级人群是新冠肺炎疫情期间备受关注的一个群体，是心理评估和干预的重点对象。

1. 主要心理评估

（1）情绪反应

焦虑、恐惧、抑郁、愤怒、怀疑、悲伤、愧疚、情绪易波动、精疲力竭、麻木等。

（2）生理反应（躯体症状）

各种生理不适（消化功能减退、疲劳、疼痛）、失眠（入睡困难、做噩梦等）、自主神经功能紊乱（头晕、口干、出汗、胸闷、心慌、气短）等。

（3）认知改变

偏执、灾难化、强迫思维、敏感多疑等。

（4）行为变化

逃避与回避行为、退化与依赖、敌对与攻击行为、无助与自怜、惊慌、强迫行为、睡眠变化、借助物质、人际关系变化。

2. 主要心理评估方法

包括会谈法、观察法、作品分析法、心理测量学方法、医学检测法等。

焦虑和恐惧、抑郁等在新冠肺炎患者中很常见，因此，建立心理危机的动态评估与预警非常重要。可采用会谈法来评估情绪和情感，还可通过采用评定量表观察与测量患者情绪与情感的外部表现与生理变化。其中，抑郁自评量表（SDS）和焦虑自评量表（SAS）是临床上两种常用的情绪评估量表。

因为新冠肺炎具有传染性，有专家建议在疫情期间为减少交叉感染风险，可积极开展远程网络、电话咨询或服务等模式。

第二节　心理障碍的治疗

心理康复治疗：

新冠肺炎患者面对疫情的不确定感和不可控制感会出现心理行为应激反应、心理问题甚至精神障碍，所以患者心理康复的目标是稳定情绪，消除负面行为，增强康复信心，提高生活质量。

自我心理调节：

①客观认识和评估新冠疫情，采取科学的防护措施，增加安全感，舒缓自己的恐惧情绪；

②识别接纳自己的情绪，忧虑、紧张、恐惧是绝大多数人面对疫情的正常反应，接受自己的负面情绪，重新建立新的生活规律，逐步排解负面情绪；

③接受家人、朋友和社会的支持和关心，逐渐恢复正常社会关系；

④主动获取并学习心理健康知识及保健技巧，必要时主动寻求专业人员的帮助。

专业心理干预：

①专业心理医师根据新冠肺炎不同时期和不同类型患者的特点制订有针对性的心理干预方案；

②心理干预前需进行心理评估，必要时由精神科医师进行诊断和专业量表评估，根据评估结果制订相应的干预方案；

③对有失眠、焦虑或抑郁等症状需要心理支持的患者进行专业的心理干预治疗，必要时予以相关药物干预；

④对有冲动、焦躁或自杀倾向等精神问题患者及时提供精神科会诊，制订专业的生理－心理－精神综合治疗方案。

面对新冠肺炎疫情，人们可能会出现各种情绪、生理、认知、行为的变化，严重时甚至会出现心理、精神问题，如恐惧、焦虑、愤怒、抑郁、孤独、羞耻甚至急性应激障碍、创伤后应激障碍、自杀等心理危机和继发性创伤，严重影响广大群众的身心健康。积极评估受影响人群的精神心理状态，并及时予以治疗干预，是新冠肺炎疫情防控工作中的重要一环。

一、心理障碍康复治疗

心理障碍康复治疗是在良好的治疗关系基础上，由经过专业训练的康复心理治疗师运用康复心理学有关理论和技术对慢性病或伤残患者进行心理帮助的过程。

（一）常用心理康复治疗方法

1.心理支持疗法

支持性心理治疗是一种基于心理动力学理论，利用诸如建议、劝告和鼓励等方式来对心理严重受损的患者进行治疗的方法。基本原则是一方面直接改善症状；另外，维持、重建自尊，或提高自信、自我功能和适应技能。治疗师的目标是维护或提升患者的自尊感，尽可能减少或者防止症状的反复，以及最大限度地提高患者的适应能力。

2.焦点解决模式

亦称焦点解决短期治疗，指以寻找解决问题的方法为核心的短程心理治疗技术。广泛地应用于家庭服务、公众社会服务、社区治疗中心、儿童福利院、学校和医院等领域，并得到积极的肯定。治疗师需要具备时间敏感性，并使咨询具有时效性，把每一次的治疗都看作最后一次治疗。该治疗方法是以目标为导向，强调寻找如何解决问题的方法，并以正向的、朝向未来的、朝向目标的积极态度促使改变的发生。

主要通过各种提问来寻找问题的焦点。如预设性询问技术，采用一些语言来产生暗示性，以影响或者改变患者的想法，引导其往积极方向思考；在心理治疗的过程中，当患者出现积极的变化或治疗师发现了积极的因素时，予以发自内心的赞许；改变最先出现的迹象；例外询问，帮助患者找到例外，通过例外引发患者产生对解决方案的思考，增加患者的自信等。

3.音乐疗法

音乐疗法指运用音乐的艺术手段所进行的心理、生理和社会的活动治疗方法，也是一种康复、保健、教育活动。音乐疗法的方式分为被动性和主动性两种，可改善患者的身心状态，最终起到情绪发泄、松弛交感神经紧张状态的作用，达到非语言交流的效果。具体音乐的选择应因人制宜，职业不同的人选择不同的音乐，情绪状态不同的人亦适合不同的音乐。

4. 认知治疗

认知过程是行为和情感的中介，适应不良的行为和情感与适应不良的认知有关。情绪以人的认知为基础，情绪问题往往源于不正确的认知。改变了不良的认知，情绪问题就可能得以缓解。运用认知心理治疗方法时，最好在康复患者情绪比较稳定后使用。认知功能低下者及儿童不适合使用此法。认知治疗的方法最好与行为治疗的方法结合使用，效果可能会更好。

5. 行为矫正疗法

行为矫正疗法指患者可以通过学习和训练，调整与改变原来的异常行为，代之以新的健康的行为，从而治愈疾病。通过评估，与患者共同确定需要矫正的不当行为，确立矫正目标。对不同的人、不同性质的问题，用不同的方式解决，选择适当的应用方法，以达到选择的目标。常用方法包括：系统脱敏疗法，暴露疗法，厌恶疗法，行为塑造法训练（肯定性训练、果敢训练），放松训练等。

6. 放松疗法

放松疗法亦称松弛疗法、放松训练，是指按一定的练习程序，学习有意识地控制或调节自身的心理生理活动，以达到降低机体唤醒水平，调整那些因紧张刺激而发生紊乱的各方面功能。

包括以下几种方法：肌肉放松训练，呼吸控制训练与腹式呼吸，想象放松，其他：如冥想、自我催眠、生物反馈辅助下的放松等。多种放松疗法可联合使用。

7. 集体心理治疗

集体心理治疗是治疗师把具有同类心理问题的来访者组织起来进行心理治疗。一般把来访者分成几个小组，每个小组由数个或十几个来访者组成，并选出组长。集体心理治疗的主要方法是讲课、活动与讨论。治疗师根据患者中普遍存在的心理因素及观点，深入浅出地对来访者讲解有关的症状表现、病因、治疗和预后等。使来访者了解问题发生发展的规律，消除顾虑，建立信心；或组织组员进行活动，之后大家分组讨论。

8. 家庭治疗

将家庭作为一个整体进行心理治疗，治疗者通过与家庭中全体成员有目的地接触与交谈，促使家庭关系发生变化，并通过家庭成员影响患者，减轻或消除患者症状。以家庭为对象实施的团体心理治疗模式，其目标是协助家庭消除异常、病态情况，以执行健康的家庭功能。

9. 生物反馈疗法

对肌电活动、脑电、心率、血压等生物学信息进行处理，然后通过视觉和听觉等人们可以认识的方式显示给人们，即使用肌电反馈仪、皮电反馈仪、脑电反馈仪等，辅助受试者行放松训练。生物反馈法一般包括两方面的内容：一是康复对象学习放松训练，以便能减轻过度紧张，使身体达到一定程度的放松状态；二是当康复对象学会放松后，再通过生物反馈仪，使其了解并掌握自己身体内生理功能改变的信息，进一步加强放松训练的学习，直到形成操作性条件反射，解除影响正常生理活动或病理过程的紧张状态，以恢复正常的生理功能。

10. 物理因子治疗

重复经颅磁刺激治疗（repetitive transcranial magnetic stimulation，rTMS）是一种无创性神经调制技术，安全性高。大量研究表明，rTMS对抑郁、焦虑、睡眠障碍、强迫等精神症状具有较好的缓解作用。也有较多研究结果显示，经颅直流电刺激也可明显促进心理康复。

11. 运动训练

不同类型运动，如有氧运动、无氧运动、个人／团体运动，均有益于改善心理障碍。可根据个体自身文化素质、身体素质、心境状态等的不同，制订不同强度、频率、持续时间、干预时间的运动训练方案。

12. 作业治疗

作业疗法是一种以患者为中心，通过作业活动来促进患者健康和提高其幸福感的疗法，让患者参与到日常生活活动中，以支持和帮助其回归家庭和社会。逐步帮助患者提高自信心，降低自我挫败感及无力感。同时，作业活动具有改善认知损害的作用，可以帮助患者改善认知能力，增加知识技巧，提高自我生活的能力，增强自我认知及解决问题的能力。因此，作业疗法不仅可以用于改善伤残患者生活自理能力，还可以用于治疗心理精神方面的疾病。设计可产生愉悦效应及转移注意力的作业疗法，达成调整情绪、疏解压力的目的。可根据个人的爱好、工作及家庭环境等制订个性化的作业治疗方案，以更好地促进身心健康。

13. 中医治疗

研究表明，传统中医针灸疗法、电针、中药处方等有助于对抑郁、失眠症状的调控，且有加强心理疏导的作用。近年来，针灸配合中西药物、中药配合心理治疗、穴位注射联合心理治疗、针灸联合心理疏导等联合治疗在临床上对心理障碍的治疗均取得了一定的进展。

14. 中医情志疗法

如五行音乐疗法、移情易性法等，调畅情志，避免不良情绪。

中医学自《黄帝内经》起就强调情志调摄在保健防病方面的意义和作用。"恬惔虚无，真气从之；精神内守，病安从来"是怡情保健的格言。可通过以下几方面进行情志调摄。

（1）五音疗法

将中医学的阴阳五行、天人合一理论与音乐相结合，通过"角、徵、宫、商、羽"五种不同的音调、旋律，配合不同乐器演奏出不同声波和频率，使人体五脏六腑产生共鸣，进而达到防治疾病，调节情志的作用。

（2）以情胜情法

基于五行相克理论，用一种情志抑制另一种情志，达到淡化甚至消除不良情志的目的。《素问·阴阳应象大论》说"怒伤肝，悲胜怒""喜伤心，恐胜喜""思伤脾，怒胜思""忧伤肺，喜胜忧""恐伤肾，思胜恐"。疫情期间，焦虑主要是因忧恐过度导致的，可运用"悲伤以喜胜之"进行干预。

（3）移情易性法

通过语言、行动、音乐等方式帮助患者将负面情绪转移出去，应根据患者不同病情、不同心理和不同环境，采取不同的措施，灵活运用。

15. 传统运动疗法

气功、五禽戏、八段锦、太极拳、易筋经等是中国特色传统运动疗法，并且均包含不同等级强度的练习方案，适用人群广泛。不仅能够增强体质，也有助于促进身心健康。

16. 药物疗法

改善心理障碍的药物，根据主要适应证分为：抗精神病药，抗抑郁药，抗躁狂药或心境稳定剂，抗焦虑药，精神兴奋剂。需向专业的精神心理科医师会诊，经过专业心理评估，进而制订精神科药物治疗方案。

17. 健康教育

对康复对象进行心理健康教育，指导其学习心理自助与疏导的方法，如通过呼吸放松法（如缓慢腹式呼吸），改变身体的姿势来给自己的身体进行减压放松（例如做手指操、颈部操或八段锦、瑜伽，或泡个热水澡等）；建议其多做平时喜欢的事情，丰富自己的生活，转移注意力；用电话、短信、微信或视频等方式加强与亲友之间的交流；保持正常作息饮食，确保睡眠质量等。

（二）心理康复治疗处方的制订

1. 确诊新冠肺炎患者

（1）隔离治疗初期

患者主要表现为麻木、否认、愤怒、恐惧、焦虑、抑郁、失望、抱怨、失眠或攻击等。

心理干预的原则：以支持、安慰为主。宽容对待患者，稳定患者情绪，及早评估自杀、自伤、攻击风险。可采用心理支持疗法、焦虑解决短期治疗、作业治疗等综合康复治疗方案。必要时请精神科会诊，判断是否需行精神科药物治疗。

（2）隔离治疗期

患者除了治疗初期可能出现的心态以外，还可能出现孤独，或因对疾病的恐惧而不配合、放弃治疗，甚至对治疗过度乐观和期望值过高等。

心理干预的原则：积极沟通信息，必要时请精神科会诊。可采用心理支持疗法、焦虑解决短期治疗、音乐疗法、作业治疗、认知干预等综合康复治疗方案。必要时请精神科会诊，判断是否需行精神科药物治疗。

2. 发生呼吸窘迫、极度不安、表达困难的患者

患者主要表现为濒死感、恐慌、绝望等。

心理干预的原则：安抚、镇静，注意情感交流，增强治疗信心。可采用心理支持疗法、认知干预、行为矫正等综合康复治疗方案。必要时请精神科会诊，判断是否需行精神科药物治疗。

3. 居家隔离的轻型患者，到医院就诊的发热患者

患者主要表现为恐慌、不安、孤独、无助、压抑、抑郁、悲观、愤怒、紧张，被他人疏远躲避的压力、委屈、羞耻感或不重视疾病等。

心理干预的原则：健康宣教，鼓励配合，顺应变化。可采用运动疗法、音乐疗法、健康教育等综合康复治疗方案。必要时线上咨询专业的精神心理科医生。

4. 疑似患者

该类患者主要表现为侥幸心理、躲避治疗、怕被歧视，或焦躁、过度求治、频繁转院等。

心理干预的原则：及时宣教、正确防护、服从大局、减少压力。可采用运动疗法、音乐疗法、放松训练、健康教育等综合康复治疗方案。必要时可以线上咨询专业的精神心理科医生。

5. 医护及相关人员

主要表现为过度疲劳和紧张，甚至焦虑不安、失眠、抑郁、悲伤、委屈、无助、压抑，面对患者死亡的挫败或自责。担心被感染、担心家人、害怕家人担心自己。过度亢奋，拒绝合理的休息，不能很好地保证自己的健康等。

心理干预的原则：定时轮岗，自我调节，有问题寻求帮助。可采用心理支持疗法、放松训练、运动疗法、音乐疗法、健康教育等综合康复治疗方案。必要时线上咨询专业的精神心理科医生。

6. 与患者密切接触者（家属、同事、朋友等）

主要表现为躲避、不安、等待期的焦虑；或盲目勇敢、拒绝防护和居家观察等。

心理干预的原则：宣教、安慰、鼓励、借助网络交流。可采用心理支持疗法、放松训练、运动疗法、音乐疗法、健康教育等综合康复治疗方案。必要时线上咨询专业的精神心理科医生。

7. 不愿公开就医的人群

主要表现为怕被误诊和隔离、缺乏认识、回避、忽视、焦躁等。

心理干预的原则：解释劝导，不批评，支持就医行为。可采用心理支持疗法、放松训练、运动疗法、音乐疗法、健康教育等综合康复治疗方案。必要时线上咨询专业的精神心理科医生。

8. 易感人群及大众

主要表现为恐慌、不敢出门、盲目消毒、失望、恐惧、易怒、有攻击行为和过于乐观、放弃等。

心理干预的原则：健康宣教，指导积极应对，消除恐惧，科学防范。可采用心理支持疗法、放松训练、运动疗法、音乐疗法、健康教育等综合康复治疗方案。必要时线上咨询专业的精神心理科医生。

第七章
新冠肺炎恢复期
的居家康复指导

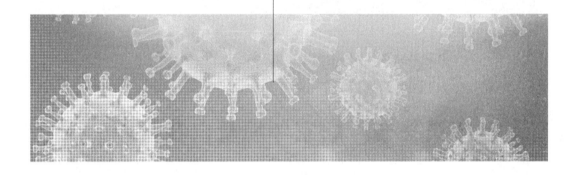

居家康复主要是根据对有需求的人进行相应的评定（包括居住环境、肢体功能及精神状态）从而制订相应的计划，进而进行指导。患者的自我康复管理也是居家康复的重要组成部分。居家康复便民、利民，通过网上诊疗或专业人员深入家庭，为广大居民提供便利的康复指导，可以利用家庭中简单的用具完成康复训练。康复治疗以患者自己完成为主，康复人员定期对患者进行系统评估，综合患者身体状况及时调整康复治疗处方。患者的自我康复管理主要通过传统功法、呼吸功能康复技术、躯体功能康复技术及 ADL 干预等方式改善肺功能，恢复体力，提高生活能力，辅以心理及饮食调整，促使患者全面康复。

第一节　居家环境及自我管理

一、室内环境

保持室内空气清新，温度湿度适宜，定时开窗通风。

春夏季节室内外温差不大可持续开窗通风，秋冬季节温差较大可早晚开窗通风半小时。开窗时间以上午 9：00～11：00 和下午 2：00～4：00 为宜。尽量避免房间处于密闭环境。空气不流通的房间利于病毒的生长繁殖，通过开窗换气可以把病毒排出室外，并降低单位空间内的致病因子浓度，减弱致病因子对人体的侵袭力。

二、预防感冒

根据气温变化及时增减衣物，防止感冒。

有些患者惧怕感冒，穿着过多，其实出汗后散热带走大量热量，更容易感冒。日常运动情况下以微微出汗为宜，运动后出汗应及时擦拭并增加衣物。部分患者病愈后虚汗较多，更应注意穿着吸汗透气的棉质内衣，勤换衣物，注意保暖。

三、注意个人卫生

定期消毒，保证家中卫生；注意手卫生，预防感染及传染。

1.家中应勤打扫，定期消毒，新冠病毒对紫外线和热敏感，乙醚、75%酒精、含氯消毒剂、过氧乙酸、氯仿等脂溶剂也均可有效灭活病毒。市面容易获得的家用紫外线灯和84消毒液可供选择，使用家用紫外线灯应根据房间大小选择消毒时长，注意避开植物，紫外线打开时人员应离开，尤其不要对视灯管，避免眼角膜烧伤。使用84消毒液注意根据说明配置合适的浓度。无论使用哪种消毒措施均应注意消毒后房间通风。

2.执行个人手卫生，应注意不佩戴假指甲及戒指等饰物，洗手时指尖向下，注意洗净指尖、指缝、拇指、指关节处。洗手后，使用一次性纸巾擦手，如用毛巾擦手应注意一用一消毒。洗手应遵循6步洗手法：流动水下，双手充分淋湿，取适量肥皂（洗手液）均匀涂抹至整个手掌、手背、手指和指缝。洗手口诀，①内：掌心对掌心搓擦；②外：手指交错掌心对手背；③夹：手指交错，掌心对掌心搓擦；④弓：两手互握互搓指背；⑤大：拇指在掌中转动搓擦；⑥立：指尖在掌心中摩擦。每个步骤不少于15秒，整个洗手过程不少于2分钟。

四、避免聚集

保持居家隔离，避免去人员密集的公共场所，减少相互接触。

如有条件，自己单独居住，如跟家人同住应注意自己独自一间房，尽量不出房间，使用个人碗筷单独进食，餐具分开清洗与放置。避免去人员密集的公共场所，如必须出门则佩戴口罩，做好个人防护，主动与他人保持1米以上的安全距离。

第二节　居家康复计划

一、遵守居家康复计划

根据专业康复医师制订的居家康复计划，循序渐进进行康复治疗，保证合理膳食及充足的睡眠时间。

居家康复计划包括中西医康复项目，治疗有呼吸功能康复训练、躯体运动训练、ADL 干预及传统功法训练。呼吸功能障碍患者应循序渐进进行经典易学的呼吸训练，如控制性深呼吸及抗阻呼吸训练。无论哪种训练方式均贵在坚持，疗效均为长期累加的效果，切勿急于求成。膳食应注意营养均衡，荤素搭配，注意补充优质蛋白，睡眠时间每天至少6～8小时，保证充足的营养及睡眠才能为身体恢复提供保障。

二、调整状态

调整心理状态，恢复身体体能，逐步回归社会。

由于新冠肺炎传染力强及治疗过程的特殊性，部分患者可能在这个过程中遭受打击，经历创伤，即使躯体症状好转，心理仍不能恢复至以前的状态，早期比较常见焦虑、抑郁、恐惧等情绪变化，如未经过及时疏导或患者性格本身比较内向可能形成病态模式，如：洁癖强迫症，社交恐惧症，被害妄想症，密集恐惧症等。应主动与家人朋友沟通，积极自我治疗或接受心理治疗，主动参与社交活动，社交范围可从小范围逐渐扩大，逐步恢复至正常的工作生活状态。

三、定期复查

关注重型患者可能遗留的后遗症，定期复查，制订有针对性的综合康复方案。

重型患者后遗症较明显，可能存在耐力差，呼吸功能减退，生活能力下降等障碍，患者应尽可能至专业康复机构接受康复治疗，如经过一段时间的专业康复治疗仍不能恢复至生活自理或患者预期达到的状态，则需要交替进行居家及机构康复，居家康复为机构康复的延伸与补充，机构康复进一步完善居家康复，每个阶段居家康复的重点可能有所不同，应根据机构康复给予制订的方案执行。

四、中医康复治疗

中医康复预防方案：按摩、熏灸保健穴位如大椎、关元、气海、中脘、足三里等；室内采用艾条熏灸或芳香利湿中药熏蒸，也可以制成香囊佩戴；中国传统功法锻炼也可进行。

中医康复预防方案可在专业人士指导或自学下进行，易于操作定位的保健穴位如大椎、关元、气海、中脘、足三里，穴位定位参考表 7-1。艾条熏灸个人不便操作可选用家用艾灸盒，注意艾灸时避免吹风受凉，艾灸后注意保暖。新冠肺炎患者根据自身恢复情况在专业康复医师指导下选择适当的传统功法，如八段锦、太极拳、五禽戏、易筋经等。传统功法根据患者喜好与接受程度选择，每次完成一套，每天 1～2 次。

表 7-1　相关穴位表

大椎	正坐低头，当低头时两个椎骨分开，可摸到突出的棘突，颈部最高的点（第七颈椎）下方凹陷处就是大椎穴，就是两个椎骨之间，上面的是颈椎，下面的是胸椎。若突起骨不太明显，可活动颈部，不动的骨节为第一胸椎，约与肩平齐
关元	下腹部，前正中线上，当脐中下 3 寸（食、中、环、小指四指相并，以中指中节近端横纹为标准，四指横度为 3 寸）
气海	仰卧位，前正中线上，脐下四横指处是关元，在关元与肚脐连线的中点处是气海，按压有明显的酸胀感
中脘	仰卧位，人体的上腹部，前正中线上，胸骨下端和肚脐连接线中点
足三里	小腿前外侧，当外侧膝眼下 3 寸，距胫骨前缘一横指（中指）

第八章
新冠肺炎恢复期
的膳食

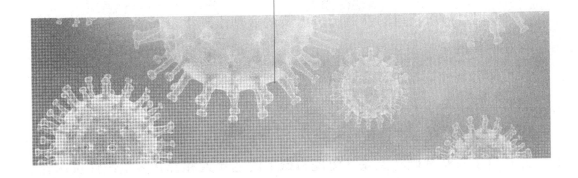

第一节 营养不良的评估

根据目前所报道的新冠肺炎患者的病理生理学表现，很多重型患者存在明显的全身炎症反应，甚至发生炎症风暴，疾病状况及炎性反应引起机体分解代谢增加，导致机体代谢紊乱及机体自身组织消耗增加，使患者临床上产生营养不良。新冠肺炎患者发生营养不良会引起诸多不良后果，如增加死亡率、住院时间延长、医疗费用增加、生存质量下降等，尤其对于一些基础状况差、免疫力低下的老年人和合并多重慢性疾病患者在感染后病情更加危重，死亡风险更高。

一、新冠肺炎发生营养不良的原因

1. 患者出现感染、发热等症状，部分患者进展为 ARDS，机体处于高分解代谢状态，导致糖异生增加，胰岛素抵抗，随之蛋白质分解代谢增加，机体出现负氮平衡，能量及蛋白质的需求进一步增加，从而导致能量供求失衡。

2. 重型患者由于机体氧供少于氧耗，致使肠道功能受损，营养吸收障碍。许多重型和危重型患者接受无创机械通气，往往导致胃泡胀气严重，增加腹内压，引起肠内营养不耐受和误吸风险；此外，亦能导致呼吸力学改变，影响无创通气疗效。

3. 肠道也是新型冠状病毒侵袭的靶器官之一，临床上很多患者合并有腹泻等消化道症状，同时抗病毒药物，如阿比多尔、克立芝，也会引起食欲减退、腹泻等消化道症状。

二、营养评估的目的和意义

目前，营养不良已经成为新冠肺炎患者，尤其是重型患者不可忽略的并发症，科学合理的营养支持能有效改善新冠肺炎患者营养状况，保证机体细胞代谢的需要，维持组织器官结构及功能，减少并发症，增强免疫力，从而改善患者的预后。为便于临床医生更好地在新冠肺炎患者诊疗中进行规范的营养治疗，更好地发挥营养治疗的作用，针对新冠肺炎防控和救治特点，并结合康复期患者的临床实践，针对本指南营养指导中的合理膳食意见进行解读。

通过营养评估可及时发现营养不良或有潜在营养不良危险的患者，以便及时给予营养支持。因此，早期以及系统的营养评估对指导个体化营养支持治疗显得尤为重要。

三、营养评估

（一）营养风险筛查

营养评估的第一步是营养筛查，是最基本的一步，对筛查有风险的患者需要进一步做营养评估，从而对营养不良做出精确的诊断。

营养风险筛查首先要了解患者的病史，如体重减轻情况、进食情况等。对新冠肺炎患者营养不良风险的筛查，临床常用的为 NRS-2002（nutrition risk screening，NRS-2002）评分量表。对新冠肺炎患者而言，NRS-2002 评分 ≥ 3 分提示有营养不良风险，需要进行营养干预；NRS-2002 评分 ≥ 5 分高营养不良风险患者，要尽早给予营养治疗；所有入住 ICU 的重型新冠肺炎患者，均应尽早对患者启动营养不良风险评估。营养评估常用的营养状态评价指标有：人体形态测量学指标（比如小腿围度、皮下褶皱厚度等）、去脂体重（FFM）、脂肪量（FM）、体重下降程度，以及是否存在引起厌食症的其他原因（如疾病、药物和年龄等）、生化指标（白蛋白等）。

（二）营养评估方式

1. 人体测量

（1）体重与体重指数

可从总体上反映人体营养状况，是营养评估中最简单、直接又可靠的指标。短时间的体重下降是病情急性恶化和需要机械通气的重要预测因素。

对于符合以下任何一种情况，即可诊断为营养不良。

① BMI $< 18.5kg/m^2$。

②在明确时间段内，体重非人为因素下降 $> 10\%$，或者 3 个月内体重下降 $> 5\%$；在此基础上，符合以下两点之一即可诊断：① BMI $< 20kg/m^2$（年龄 < 70 岁）或 BMI $< 22kg/m^2$（年龄 ≥ 70 岁）；② FFMI $< 15kg/m^2$（女性）或 FFMI $< 17kg/m^2$（男性）。

（2）三头肌皮褶厚度（triceps skinfold thickness，TSF）

正常参考值：男性为 8.3mm，女性为 15.3mm。实测值为正常值 90%

以上为正常，80%～90% 为轻度营养不良，60%～80% 为中度营养不良，< 60% 为重度营养不良。

（3）上臂肌肉周径（arm muscle circle，AMC）

AMC= 臂周径（cm）− [TSF（mm）× 0.314]，上臂肌肉周径实测值为正常值 90% 以上为正常，80%～90% 为轻度营养不良，60%～80% 为中度营养不良，< 60% 为重度营养不良。

2. 实验室检查

包括血清白蛋白、肌酐 – 身高指数、血清氨基酸比值以及免疫功能指标等。

（1）血清蛋白水平测定

包括白蛋白、前白蛋白、转铁蛋白和视黄醇结合蛋白等。患者低蛋白血症持续存在，是判定营养不良的可靠指标，一般可反映最近 2～3 周的营养状态，白蛋白初次测定数值低于 25g/L 提示预后不良。但由于白蛋白半衰期较长，不能用于连续监测，而前白蛋白和视黄醇结合蛋白的半衰期短，对于营养状态的动态评估和营养治疗的疗效评价较好。重型新冠肺炎患者营养状况相关指标往往出现不同程度的降低，如新冠肺炎重型患者血清前白蛋白水平往往低于 100g/L，部分危重症患者更是低于 70g/L，甚至低于 50g/L。

（2）肌酐 – 身高指数（CHI）

CHI 随摄入的蛋白质水平变化而变化，只要每日摄入蛋白质的量稳定，可以用于监测身体的营养状况。CHI 可反映机体蛋白质的摄入及体内蛋白质的合成及分解状态，与肌肉总量、体表面积及体重密切相关，不受水肿等并发症的影响。CHI 在 60%～80% 为轻度蛋白质缺乏，CHI 在 40%～59% 为中度蛋白质缺乏，CHI < 40% 为重度蛋白质缺乏。因此，对于肾功能正常的患者，CHI 可作为营养评估的实验室指标。

（3）血清氨基酸比值

血清氨基酸比值＝甘＋丝＋谷＋牛／亮＋异亮＋蛋＋缬＞3提示营养不良。

（4）免疫功能指标

免疫功能指标包括淋巴细胞总数和迟发型超敏反应。淋巴细胞总数易受病毒感染、免疫抑制及脾功能亢进等多因素影响，因此不能准确地反映患者的营养状态。

在充分评估患者的营养状态后，需对患者的营养需求制订营养计划，使患者营养状态维持正常水平。营养支持包括肠内营养和肠外营养，用于营养治疗的主要营养素包括碳水化合物、蛋白质、脂肪、电解质、维生素、水等。对于大部分新冠肺炎患者，建议营养治疗总原则为：①给予高蛋白、高脂肪、低碳水化合物的膳食或胃肠外营养；②蛋白质、脂肪、碳水化合物的热量占比为20%、20%～30%、50%～60%；③每日蛋白质的供应量为1.0～1.5g/kg，危重患者应增加至1.5～2.0g/kg；④每日适量补充各种维生素及微量元素，依据临床情况调整电解质使用量，特别要补充影响呼吸肌功能的钾、镁、磷等微量元素。

第二节 合理膳食指导

> 新冠肺炎康复期患者结合自身身体情况，拟定合理膳食：
>
> 1.适当限制食量、控制肉类摄取，每天宜摄入优质蛋白质150～200g。
>
> 2.宜温、宜软、宜少食多餐，宜食富营养而易消化的食物，烹调方法以蒸煮为佳。每天宜摄入谷薯类食物250～400g，新鲜蔬果500～700g。
>
> 3.足量水分，1500～2000mL/d，宜多次少量饮用，以白开水或淡茶水为好。
>
> 4.食用具有补气养阴、清肺化痰功效的食物，如山药、百合、莲子、红枣、银耳、梨、藕、荸荠、鸭肉、萝卜、陈皮、芦笋、蒲公英、鱼腥草、薏苡仁等。

一、能量的补充

主食摄入：每天可摄入谷薯类食物250～400g，包括大米、面粉、杂粮、薯类等；蛋白质摄入：主要摄入优质蛋白质类食物（每日 150～200g），如瘦肉、鱼、虾、蛋、大豆等，有条件的尽量保证每天一个鸡蛋，300g 的奶或奶制品（酸奶可以提供肠道益生菌，可多选）；增加必需脂肪酸的摄入，特别是单不饱和脂肪酸的植物油，总脂肪供能比达到膳食总能量的25%～30%。

二、充足的新鲜蔬菜和水果

每日摄入蔬菜量 500g 以上，水果每天 200～350g，建议多选深色蔬果。

三、保证充足的饮水量

每天 1500～2000mL，多次少量，主要饮白开水或淡茶水。饭前饭后饮菜汤、鱼汤、鸡汤等也是不错的选择。

四、特殊人群的饮食

食欲较差进食不足者、老年人及慢性病患者，可以通过营养强化食品、特殊医学用途配方食品或营养素补充剂，适量补充蛋白质以及 B 族维生素和维生素 A、维生素 C、维生素 D 等微量营养素。

五、中医药膳食疗

适当食用具有补气养阴、清肺化痰功效的食物，如山药、百合、莲子、红枣、银耳、梨、藕、荸荠、鸭肉、萝卜、陈皮、芦笋、蒲公英、鱼腥草、薏苡仁等。

针对指南中合理膳食推荐的以上补气养阴、清肺化痰功效的食物，中医药膳可发挥一定的作用。中医药膳取中药之性，用食物之味，将食疗药膳用于新冠肺炎患者临床康复和营养改善，从而起到防病、治病、养生的作用。根据不同的临床表现可进行辨证施膳：

主证1：咳嗽、少痰、气喘、乏力、食欲不佳而时有虚热烦躁者。

药膳：百合粥。

功效：补肺益脾，定喘止咳。

主治：肺阴虚，脾虚。

制作方法：粳米50g洗净，加水适量，煮沸后改文火熬40分钟，再加入百合煮熟，早晚分两次食用。

主证2：纳差，久泻不止，咳喘，尿频。

药膳：山药薏苡仁粥。

功效：补脾养胃，生津益肺，补肾阴。

主治：脾胃虚弱，肺虚咳喘。

制作方法：粳米100g与山药50g、薏苡仁50g大火烧开后文火熬煮45分钟左右，煮熟即可，可加适量冰糖，每餐佐餐食用。

主证3：咳嗽、少痰。

药膳：银耳莲子雪梨汤。

功效：滋阴润肺，止咳化痰。

主治：肺阴两虚。

制作方法：银耳 10g 泡发后洗净，撕成小朵，莲子 50g，放入炖锅大火煮开转小火炖 40 分钟左右，加入百合 10g，切块的雪梨 1 个，再炖 15 分钟左右，加入冰糖即可食用。

六、膳食指导注意事项

饮食宜温、宜软、宜少食多餐，宜食富营养而易消化的食物，烹调方法以蒸煮为佳。避免进食辛辣及刺激性食物。

第九章
新冠肺炎恢复期
康复注意事项

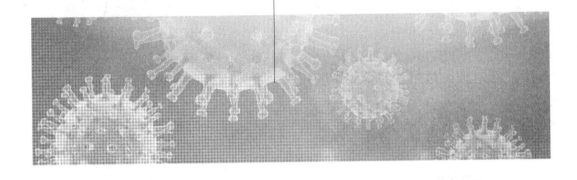

一、康复评估

> 通过体格检查、问卷量表、辅助检查等方法，全面、详细地评估患者的呼吸功能、躯体功能、日常生活活动能力、心理状态及社会参与等方面的障碍及严重程度，为制订康复方案提供依据。

新冠肺炎对患者健康的影响较大，可导致患者呼吸功能、躯体功能、心理、日常生活及社会功能障碍，严重降低患者的生活质量。在康复治疗前，必须对患者进行详细评估，具体包括：

1. 呼吸功能评估

呼吸困难评估，呼吸模式、胸廓活动度评估，肺功能评估，呼吸肌力量评估，咳嗽咳痰能力评估等。

2. 躯体功能评估

六分钟步行试验、两分钟踏步测试、徒手肌力检查等。

3. 心理功能评估

采用贝克抑郁自评量表（Beck Depression Inventory，BDI）、广泛焦虑量表（Generalized Anxiety Disorder，GAD-7）、创伤后应激障碍检查表（PTSD Checklist，PCL）等进行评估。

4. 日常生活活动能力及生活质量评估

采用改良巴氏指数评定量表及生存质量量表等进行评估。

根据评估结果对患者进行针对性治疗，提高康复治疗的疗效。

二、康复注意事项

　　掌握康复治疗的适应证和禁忌证，遵循个性化原则，尤其针对高龄及存在多种基础疾病的患者，加强治疗安全性。

　　新冠肺炎患者康复治疗时，需注意对患者康复治疗时机的把握，需全面评估患者康复治疗的获益和风险，掌握好患者，尤其是重型/危重型和普通型出院患者康复治疗的前提条件。

　　如患者出现以下情况之一，不建议开展上述康复治疗：①静态心率＞100次/分；②血压＜90/60mmHg、＞140/90mmHg或血压波动超过基线20mmHg，并伴有明显头晕、头痛等不适症状；③血氧饱和度≤95%；④合并其他不适合运动的疾病。

　　患者合并有肺动脉高压、充血性心力衰竭、深静脉血栓、不稳定的骨折等情况时则应与专科医生咨询相关注意事项后再开始康复治疗。

> 康复治疗应注意生命体征的监测，保障治疗的安全和有效，适当调整治疗周期，建议有条件的医院佩戴指脉氧监测仪进行相关评估和治疗。

新冠肺炎出院患者康复治疗过程中需注意监测生命体征及其他相关临床指标，及时发现病情加重的情况，一旦发现患者病情变化，可暂停甚至退出康复治疗。

重型和危重型出院患者出现以下情况应该立即停止治疗：①呼吸频率：＞40次/分；②收缩压：＜90mmHg或＞180mmHg；平均动脉压（MAP）＜65mmHg或＞110mmHg，或较基线值变化超过20%；③心率＜40次/分或＞120次/分；④意识状态变差或烦躁不安；⑤心悸、呼吸困难或气短加重，疲劳乏力不能耐受；⑥血氧饱和度：＜90%或较基线值变化下降＞4%；⑦新发的心律失常和心肌缺血。

普通型患者出现下述情况之一，应立即暂停康复治疗：① Borg 呼吸困难评分＞3（总分10分）；②出现胸闷、憋气、头晕、头痛、视物不清、心悸、大汗、不能保持平衡等情况。

> 出院病人康复治疗应减少因不确定气溶胶生成造成病毒扩散的风险，避免交叉感染。

新型冠状病毒是一种新型病原体，对其科学认知还需不断深入和完善。为了降低疾病复发和潜在传播风险，患者出院后仍应继续居家隔离14天，尽量避免外出，避免前往人群密集场所，避免乘坐公共交通。注意做好健康监测，每日测量体温，关注咳嗽、呼吸困难、发热等症状，按医嘱要求定期复诊。居家期间，建议继续佩戴口罩至呼吸道症状完全消失。注意加强居室通风，保持清洁。家庭清洁采用湿式清扫。家庭护理人员也应佩戴口罩。处理患者排泄物、分泌物时戴长袖橡胶手套，处理后立即规范洗手。配合相关部门的随访、按要求进行病毒核酸检测。如检测结果阳性，由120送定点医院隔离治疗。

患者若为体质虚弱者，刺激不宜过强，康复运动以微汗为度，出现任何不适感立即终止治疗，上报康复医师，完善检查，及时处理。

高龄或体弱患者常伴有多种基础疾病，对康复训练的耐受能力较差，康复治疗前应进行综合评估，康复训练应从小剂量开始，循序渐进，避免出现训练损伤及其他严重并发症。需重视对此类病人康复治疗过程中的监护和观察。

参考文献

［1］国家卫生健康委员会. 截至4月15日19时新型冠状病毒肺炎疫情
最新情况.

［2］国家卫生健康委员会办公厅，国家中医药管理局办公室. 关于印
发新型冠状病毒肺炎诊疗方案（试行第七版）的通知［EB/OL］.
［2020-03-03］

［3］国家卫生健康委员会，国家卫生健康委办公厅. 国家卫生健康委办
公厅关于做好新型冠状病毒肺炎出院患者跟踪随访工作的通知.

［4］国家卫生健康委员会，国家卫生健康委办公厅. 新型冠状病毒肺炎
疫情期间康复诊疗工作综合指导意见（第二版）.

［5］国家卫生健康委员会，国家卫生健康委办公厅. 医疗机构内新型冠
状病毒感染预防与控制技术指南（第一版）.

［6］国家卫生健康委员会，国家卫生健康委办公厅. 新型冠状病毒感染
的肺炎防护中常见医用防护使用范围指引（试行）.

［7］国家卫生健康委员会，国家卫生健康委办公厅. 新型冠状病毒感染
的肺炎防控方案（第三版）.

［8］夏文广，华强，王刚，等. 新型冠状病毒肺炎中西医结合康复诊疗
规范［J/OL］. 康复学报，2020（2）：1-8. ［2020-04-20］

［9］国家卫生健康委办公厅. 新型冠状病毒肺炎恢复期中医康复指导建
议（试行）［EB/OL］. ［2020-02-22］

［10］邹德辉，常宏. 浅议中医外治法在新型冠状病毒肺炎治疗中的应用
价值［J/OL］. 中医学报：1-5. ［2020-03-10］

［11］中国针灸学会．关于印发《新型冠状病毒肺炎针灸干预的指导意见
（第一版）》的通知．［2020-02-09］

［12］刘晓丹，刘莉，陆云飞，等．新型冠状病毒肺炎患者功能恢复的中
西医结合康复训练指导建议［J/OL］．上海中医药杂志：1-5．

［13］励建安．康复医疗在COVID-19康复过程中的作用及启示［J］．南
京医科大学学报（自然科学版），2020，40（3）：306-308．

［14］中国康复医学会，中国康复医学会呼吸康复专委会，中华医学会物
理医学与康复学分会心肺康复学组．2019新型冠状病毒肺炎呼吸康
复指导意见（第二版）［J/OL］．中华结核和呼吸杂志，2020，43．
［2020-03-03］

［15］喻鹏铭，何成奇，高强，等．新型冠状病毒肺炎患者全周期物理
治疗操作规范和建议．中华物理医学与康复杂志，2020，42（2）：
102-104．

［16］国家卫生健康委员会．国家卫生健康委办公厅关于印发新冠肺炎
出院患者康复方案（试行）的通知，国卫办医函［2020］189号
（2020年3月4日）．

［17］国家卫生健康委员会．关于印发新型冠状病毒感染的肺炎疫情紧急
心理危机干预指导原则的通知［OL］．［2020-01-26］

［18］国家卫生健康委员会，国家中医药管理局．关于印发新型冠状病毒
肺炎恢复期中医康复指导建议（试行）的通知［EB/OL］．［2020-
02-22］

［19］中国康复医学会．基于新型冠状病毒肺炎的呼吸道感染性疾病疫情
期间康复诊疗专家共识［J］．中华物理医学与康复杂志．2020，42
（2）：97-101．

［20］Chan, JC. Recovery pathway of post-SARS patients［J］．Thorax,
2005, 60（5）: 361-362.

［21］国家卫生健康委员会．新型冠状病毒感染的肺炎防治营养膳食指导
　　　［EB/OL］．［2020-02-18］

［22］高钰琪．基于新冠肺炎病理生理机制的治疗策略［J］．中国病理生
　　　理杂志，1-5．［2020-03-03］

［23］邓志高，刘杰，赵小妹．卒中单元的组建于应用［M］．北京：人民
　　　军医出版社，2011．

［24］陈立典．卒中单元实施手册［M］．北京：人民卫生出版社，2008．

［25］廖鸿石．康复医学理论与实践［M］．上海：上海科学技术出版社，
　　　2000．

［26］杨峰，刘妮，胡杰英，等．新型冠状病毒肺炎患者 4S 呼吸康复指
　　　引［J］．中华结核和呼吸杂志，2020，43（3）：180-182．

［27］孟申，陈思远．肺康复［M］．北京：人民卫生出版社，2007．

［28］黄晓琳，燕铁斌．康复医学［M］．北京：人民卫生出版社，2018．

［29］武亮，郭琪，胡菱，等．中国呼吸重症康复治疗技术专家共识［J］．
　　　中国老年保健医学，2018，16（5）：3-11．

［30］潘化平，葛卫星．重症疾病心肺康复治疗研究进展［J］．康复学报，
　　　2018，28（6）：61-66．

［31］中华医学会呼吸病学分会慢性阻塞性肺疾病学组．慢性阻塞性肺疾
　　　病诊治指南（2013 年修订版）［J］．中国医学前沿杂志，2014，6
　　　（2）：67-80．

［32］李建生，王明航，李素云．慢性阻塞性肺疾病呼吸困难的评估研究
　　　进展［J］．河南中医学院学报，2017，22（2）：79-82．

［33］上海市新型冠状病毒病临床救治专家组．上海市 2019 冠状病毒病综
　　　合救治专家共识［J/OL］．中华传染病杂志，2020，38．［2020-03-16］

［34］PIILGAARD，H LAURITZEN　M．Persistent increase in oxygen
　　　consumption and impaired neurovascular coupling after spreading

depression in rat neocortex［J］. J Cereb Blood Flow Metab，2009，29（9）：1517-1527.

［35］Andrew Ries. Impact of Chronic Obstructive Pulmonary Disease on Quality of Life：The Role of Dyspnea［J］. Am J Med，2006，119（10A）：12-20.

［36］颜燕. 慢性阻塞性肺疾病患者6分钟步行距离与肺功能及生活质量相关性研究［D］. 大连：大连医科大学，2011.

［37］邱玲. 自编第二套弹力带强心复健操对社区老年人体适能的影响［D］. 长沙：中南大学湘雅医院. 2016.

［38］Teymoori A，Real R，Gorbunova A，et al. Measurement invariance of assessments of depression（PHQ-9）and anxiety（GAD-7）across sex strata and linguistic backgrounds in a European-wide sample of patients after Traumatic Brain Injury［J］. J Affect Disord，2020，262：278-285.

［39］吕兰竹，周月英，苏泳诗. GAD-7和PHQ-9调查分析综合医院住院患者焦虑抑郁状况［J］. 中国现代医药杂志，2017，19（3）：47-49.

［40］Pär Svanborg，Marie Åsberg. A comparison between the Beck Depression Inventory（BDI）and the self-rating version of the Montgomery Åsberg Depression Rating Scale（MADRS）［J］. Journal of Affective Disorders，2001，64（2）：203-216.

［41］闵瑞，刘洁，代喆，等. 新冠肺炎发病机制及临床研究进展［J/OL］. 中华医院感染学杂志，2020，30（7）：1-6.

［42］张圆，王玉光，程海英. 新冠肺炎出院患者中医康复治疗思路与方法［J/OL］. 北京中医药，2020，39（1）：1-6.

［43］陈晓峰，郭毅. 新冠肺炎疫情期间神经内科康复医疗防控策略［J/

OL].广东医学,2020,41（3）:1-4.

［44］田伟,刘赓,张晓颖,等.新冠肺炎中西医结合呼吸康复方案（草案）［J/OL］.中国中医药信息杂志,2020,27（3）:1-7.

［45］黄怀,戴勇.2019冠状病毒病患者开展呼吸康复的几点思考［J/OL］.中国康复理论与实践,2020,26（3）:1-4.

［46］严丽,李永胜.新冠肺炎重症患者的识别和处理策略［J］.新医学2020,51（3）:161-167.

［47］王瑞元,苏全生.运动生理学［M］北京:人民体育出版社,2012:251-252.

［48］窦祖林.作业治疗学［M］.北京:人民卫生出版社,2018.

［49］黄晓玲,燕铁斌.康复医学［M］.北京:人民卫生出版社,2018.

［50］黄志俭,陈荣昌.俯卧位通气在急性呼吸窘迫综合征中的临床应用及进展［J］.国际呼吸杂志,2006（6）:452-453+462.

［51］柏启州,王兵,金大成,等.新型冠状病毒肺炎中医药分期诊治方案进展［J/OL］.西安交通大学学报（医学版）:1-18.［2020-03-09］

［52］中国针灸学会.新型冠状病毒肺炎针灸干预的指导意见（第1版）［J］.中国针灸,2020,40（2）:111.

［53］吴丽萍,叶荔妮,李志萍,等.门诊病人对新型冠状病毒肺炎的认知现状及护理对策［J］.全科护理,2020,18（5）:556-558.

［54］李建生,张海龙,陈耀龙.新型冠状病毒肺炎中医康复专家共识（第1版）［J/OL］.中医学报:1-19.［2020-03-09］

［55］刘清泉,夏文广,安长青,等.中西医结合治疗新型冠状病毒肺炎作用的思考［J］.中医杂志,2020,61（6）:463-464.

［56］范伏元,樊新荣,王莘智,等.从"湿毒夹燥"谈湖南新型冠状病毒感染的肺炎的中医特点及防治［J/OL］.中医杂志:1-4.［2020-02-06］

[57] 赵宏，李以松，刘兵，等．艾灸治疗 SARS 恢复期 9 例临床观察 [J]．中国针灸，2003，23（9）：564-565．

[58] 吴静，蔡圣朝．"热证可灸"理论的发展 [J]．中医药临床杂志，2017，29（4）：455-458．

[59] 王寅．针灸治疗 SARS 的可行及不可行性分析 [J]．中国针灸，2003，23（8）：498-501．

[60] 朱兵．关于灸材和灸温的思考 [J]．针刺研究，2018，43（2）：63-67．

[61] 常小荣，刘密，严洁，等．艾灸温补作用的理论探源 [J]．中华中医药学刊，2011，29（10）：2166-2168．

[62] 邹庆轩，林有兵，周一凡，等．近年来不同流派铺灸的灸治特点 [J]．山西中医，2017，33（10）：60-62．

[63] 齐立聪．捏脊加穴位按摩治疗小儿肺炎痰多症状的疗效观察 [J]．继续医学教育，2019，33（4）：160-162．

[64] 赵毅，王诗忠．推拿手法学 [M]．上海：上海科学技术出版社，2009．

[65] 徐北辰．中药联合推拿辅助治疗风热闭肺型重症病毒性肺炎 40 例 [J]．现代中医药，2019，39（4）：33-36．

[66] 梁繁荣．针灸学 [M]．上海：上海科学技术出版社，2013：24-25．

[67] 张云伟，周燕，廖小琴，等．穴位贴敷治疗慢性阻塞性肺疾病稳定期疗效观察 [J]．上海针灸杂志，2016，35（9）：1065-1069．

[68] 李姝，肖雄，毛兵．穴位贴敷联合穴位注射对急性加重期 COPD 患者免疫功能影响 [J]．临床军医杂志，2018，46（2）：199-201．

[69] 王莹莹，杨金生．刮痧疗法临床治疗病种研究与展望 [J]．中国针灸，2009，（2）：167-171．

[70] 徐青燕，杨金生，杨莉，等．委中穴区刮痧对本经同侧经脉线上

皮肤微循环血流灌注量的影响［J］. 针刺研究，2013，38（1）：52-56.

［71］张琳，魏玉龙. 五禽戏国内外临床研究进展［J］. 按摩与康复医学，2019，10（23）：24-27.

［72］郭光昕，曹奔，朱清广，等. 中医传统功法在新型冠状病毒肺炎防治中的应用探讨［J/OL］. 上海中医药杂志：1-4.［2020-03-09］

［73］潘怡，王振兴，闵婕，等. 24 式简化太极拳在慢性阻塞性肺疾病稳定期肺康复中的疗效评价［J］. 中国康复医学杂志，2018，33（6）：681-686.

［74］徐朦婷，李琳琳，王万宏，等. 易筋经联合耐力运动对冠心病患者心肺功能和生活质量的影响［J］. 心脏杂志，2019，31（4）：447-451.

［75］Ko C H，Yen C F，Yen J Y，et al. Psychosocial impact among the public of the severe acute respiratory syndrome epidemic in Taiwan［J］. Psychiatry Clin Neurosci，2006，60（4）：397-403.

［76］Xiang Y T，Yang Y，Li W，et al. Timely mental health care for the 2019 novel coronavirus outbreak is urgently needed［J］. Lancet Psychiatry，2020，7（3）：228-229.

［77］韩惠民，崔光成，赵阿勐，等. 抑郁症早醒与事件相关电位的关系研究［J］. 心理科学，2011，6：242-245.

［78］马慧，王志红，严进，等. 事件相关电位在心理应激相关疾病中的应用进展［J］. 中华行为医学与脑科学杂志，2006，15（5）：477-478.

［79］Meyer B M，Rabl U，Huemer J，et al. Prefrontal networks dynamically，related to recovery from major depressive disorder：a longitudinal pharmacological fMRI study. Translational psychiatry［J］. Transl

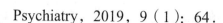
Psychiatry，2019，9（1）：64．

［80］Xu K，Cai H，Shen Y，et al．Management of corona virus disease-19
（COVID-19）：the Zhejiang experience．Medical sciences，2020，49：
0．PMID：32096367．

［81］Jiang X，Deng L，Zhu Y，et al．Psychological crisis intervention
during the outbreak period of new coronavirus pneumonia from
experience in Shanghai［J］．Psychiatry research，2020，286：
112903．

［82］大突发传染病（新型冠状病毒肺炎）防控期间精神障碍诊治流程和
路径专家建议．中华医学会精神医学分会．2020，DOI：10．3760/
cma．j．cn113661-20200219-00039．

［83］Lau J T，Yang X，Tsui H Y，et al．Positive mental health-related
impacts of the SARS epidemic on the general public in Hong Kong and
their associations with other negative impacts［J］．J Infect，2006，53
（2）：114-124．

［84］Chen X Y，Chen J，Shi X，et al．Trajectories of maternal symptoms
of posttraumatic stress disorder predict long-term mental health of
children following the Wenchuan earthquake in China：A 10-year
follow-up study［J］．Journal of affective disorders，2020，266：201-
206．

［85］Shibata，A Okamatsu M，Sumiyoshi R，et，al．Repeated detection
of H7N9 avian influenza viruses in raw poultry meat illegally brought to
Japan by international flight passengers［J］．Virology，2018，524：
10-17．

［86］祁双翼，西英俊，马辛．中国人心理健康研究综述［J］．中国健康
心理学杂志，2019，27（6）：947-953．

［87］谭乔芮．作业疗法治疗抑郁症应用进展［J］．中国疗养医学，2019，28（1）：50-53．

［88］王爱华，王娟，甘博文．抑郁症的中医药治疗研究进展［J］．解放军医药杂志，2019，31（6）：112-116．

［89］Downar, J Daskalakis, ZJ．New targets for rTMS in depression：a review of convergent evidence［J］．Brain Stimulat, 2013, 6（3）：231-240．

［90］中国心理卫生协会．新型冠状病毒感染的肺炎公众心理自助与疏导指南［M］．北京：人民卫生出版社，2020．

［91］国家卫生健康委员会．新型冠状病毒感染的肺炎防治营养膳食指导［EB/OL］．［2020-02-18］

［92］于恺英，石汉平．《新型冠状病毒肺炎患者的医学营养治疗专家建议》解读［J］．中华医学杂志，2020，100（10）：724-728．

［93］中华医学会肠内肠外营养学分会专家组．关于新型冠状病毒肺炎患者的医学营养治疗专家建议［J/CD］．中华普通外科学文献（电子版），2020，14（1）：1．

［94］窦祖林．吞咽障碍评估与治疗［M］．北京：人民卫生出版社，2009．

［95］石汉平，许红霞，李苏宜，等．营养不良的五阶梯治疗［J］.肿瘤代谢与营养电子杂志，2015，2（1）：29-33．